别让心太累

赵丽荣◎编著

中国农业科学技术出版社

图书在版编目（CIP）数据

别让心太累 / 赵丽荣编著. —北京：中国农业科
学技术出版社，2013.1
　　ISBN 978-7-5116-1065-2

　　Ⅰ.①别… Ⅱ.①赵… Ⅲ.①心理保健 – 通俗读物
Ⅳ.①R161.1–49

　　中国版本图书馆 CIP 数据核字（2012）第 205679 号

策划编辑　　张志花
责任编辑　　徐　毅
责任校对　　贾晓红

出 版 者　中国农业科学技术出版社
　　　　　　北京市中关村南大街 12 号　邮编：100081
电　　话　（010）82106636（编辑室）　（010）82109704（发行部）
　　　　　　（010）82109709（读者服务部）
传　　真　（010）82106631
网　　址　http://www.castp.cn
经 销 者　各地新华书店
印 刷 厂　北京卡乐富印刷有限公司
开　　本　700mm×1000mm　1/16
印　　张　15
字　　数　186千字
版　　次　2013 年 1 月第 1 版　2014 年 6 月第 2 次印刷
定　　价　28.00 元

心好累，是现代人的口头禅。著名电视主持人白岩松在为《趣品人生》一书所作的序中写了这样一句话："心灵的平静，正前所未有地成为奢侈品，人们匆匆忙忙向前进，却又不知道自己要去哪里。"

于是人们不禁问：心，为什么会如此累？

我们感觉心累，往往是无法在每一个坚持和放弃之间，做出果断的选择。生活中我们都会经历很多事情，有一些东西值得我们珍藏和留恋，也有一些东西我们必须要放弃。放弃与坚持，是任何人都无法逃避的选择题。坚持是一种执着，敢于放弃何尝不是一种勇气，这种收放自如的能力，正是一个人智慧的体现。在人生的选择面前，应该学会拿得起放得下，顺其自然，不强求，不刻意，该来的自然会来，该走的留也留不住。

我们感觉心累，往往还是记性太好。该记住的，不该记住的，全藏在心里。为什么人们认为难得糊涂的人最幸福？因为他们模糊了人们的冷漠与非议，忘记了曾经的背叛与伤害，忽略了世俗的功名利禄，他们随心所欲地活在自己的世界里，感悟着那份只有自己才能明白的快乐，那份看似傻傻的快乐。我们需要的，就是一个归零心态，让一切成为过去，让现在成为开始。

我们感觉心累，往往还是追求得太多。人生在世，不可能事事皆如人意，不可能想要什么就能得到什么。有时候，我们明明知道有些事情永远无法做到，有些情感永远没有结果，有些付出永远没有回报，有些问题永远没有答案，可我们还是静静地守在原地等待着，幻想着有一天梦想突然就实现了，而当你的等待把耐心完全消耗掉时，心已经累到无力承受了。

我们感觉心累，往往还不是因为我们拥有太少，而是我们计较太多。不要总是看着自己没有的而别人拥有的幸福，这样一来，心里没有失落感才怪。其实你也许不知道，你的幸福可能也是别人眼中流露出来的羡慕。幸福就在你身边，关键看你是否会把握。有时候，人的欲望像是无底洞，永远都无法获得真正的满足，所以每个人都会为了自己想要的东西，而终日忙碌奔波着，可是，就算得到了，心已经累得千疮百孔了。

世界上没有绝对的拥有，也没有绝对属于你的东西，无论是握住拳头，还是摊开掌心，只要能发现快乐的痕迹，就是一种最好的拥有。

我们感觉心累，往往还是有太多的虚荣心。老话说得好，知足者常乐，我们不快乐，不是因为得到的东西太少，而是想要的东西太多，我们的心难免会在虚荣面前蠢蠢欲动，而变得疲惫不堪。

身体的疲惫不要紧，可怕的就是心累。心累是生活不快乐的症结。其实每个人都有为世事所牵累，为别人所牵累，为自己所牵累的时候，只不过有的人懂得适时调节自己，而有的人却深陷其中不可自拔。所以，学会豁达，不要较真，不要钻牛角尖，不要给自己的心灵加上沉重的包袱。对于过去，能忘则忘，不要让它们成为堆积在心里的垃圾，日积月累，心就会越来越沉重。

生命是一场旅行，我们走过的每一个地方，不过都是人生必经的驿站，我们自己也不过是一个过客而已，何必想太多？

人活着便注定奔波与劳碌，我们所能做的就是别让心太累。

目录 CONTENTS

目|录 CONTENTS

目录 CONTENTS

第六章

原来世界如此简单

第七章

让心"低"入尘埃

目录 CONTENTS

|第一章|

缘何，总是心太累

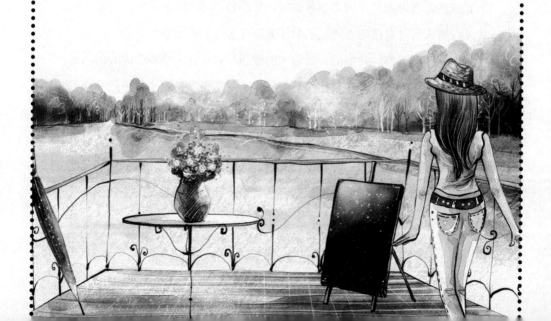

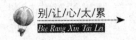

 # 不是生活有太多无奈，
而是心灵有太多抱怨

　　所谓"活得真累"，其实是心累。累，是精神的压力太大；是心灵的负担太重。累与不累是一个相对的概念，要想不累，就要学会走出心的抱怨，以一种宽厚的心去看待事物，也许一切就都不一样了。

■ 抱怨的危害，就是心灵的负累。

　　心累不是因为生活本身的无奈，而是心灵的抱怨太多。

　　生活中，我们的心灵总是充满了各种各样的抱怨：妻子抱怨丈夫或丈夫抱怨妻子不体贴，抱怨孩子不上进，抱怨付出多收获少，抱怨工作不称心，抱怨薪水低，抱怨人生不如意……有的是因为内心愿望的破灭造成的，有的抱怨是因为心灵的好高骛远和不切实际造成的。但是，几乎没有人问过自己的心灵：我为什么会有这么多的抱怨？

　　这些对工作、对生活、对他人的抱怨与指责，往往源于内心的不平衡感，好像天下人都在与他作对似的，于是抱怨就变成了心灵的一种习惯。其实，谁没有感叹"风萧萧兮易水寒"的时候，感叹"问君能有几多愁"的时候？无休止的抱怨，只能让心灵在困顿之余承受更多的负累与伤害。当抱怨成为一种心灵模式后，人的眼睛就会盯住生活中的负面事物，并加以无限扩大，产生悲观的情绪，让自己的心灵失去轻松的状态，于是，便有了"我总是心太累"的症结。

很多时候，过度抱怨不仅让自己的心灵倍感疲惫，而且也会把这种情绪带给周围的人。譬如：下班回家，如果带着一脸的抱怨向家人倾诉自己一天中遇到什么烦心的事、糟心的人等，家人的情绪也会随着你而陷入烦恼中，整晚的心情都可能受影响。心怀抱怨的人会使身边的人对他敬而远之，大大影响自己的人际关系。就像故事里常喊"狼来了"的孩子那样，当他真的有事情需要帮助时，也许就没人愿意聆听他的倾诉了，他也很难获得自己心灵深处需要的情感慰藉。

有一项调查表明，很多心理不健康，甚至变态的人，都是因为心灵深处的抱怨而迷失了自己。一位颇懂养生的老先生曾说过，要想活得不累，丢弃抱怨的心是很重要的，心里要长存感激；整天心灰意冷、胡思乱想的人肯定短寿。

他强调的是心灵的释然。如果将抱怨常常挂在嘴边，坏情绪就会变成煎熬，心就只能在黑暗的日子里挣扎。要知道，每一个人的生活差距其实都不大，遇到的事情也都差不多，并不是只有你一个人倒霉，关键是你怎样用心去化解生活中的不如意。

■ 消灭抱怨就要扼住抱怨的源头。

究其抱怨的根源，有一点是不容忽视的，那就是源于心灵对事物的不满，好像这世间的一切就应该围着自己转，任何事都应该按着自己的意愿去实现，而当理想和现实稍有偏差，心就无法接受当前的境况。

生活中，是不是也有过这样的时候，心里总是"对自己要求得少，对别人要求得多"。在这样的心理状态中，所有的事情都是别人的错，所有的错误都在别人身上，其实这是心里太过于关注自己的表现。因为

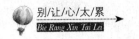

如果一颗心总是以自己为中心，那么任何不合自己心意的东西都会成为抱怨的对象。

一个人住在马尔代夫海岸附近，这里是全世界著名的旅游胜地，也是幸福指数最高的地方，很多人都慕名远道而来，就为了一睹它的"芳容"。于是大家都羡慕他，睁眼闭眼间，就能看见人们为之久久向往的美丽海滩。有人问他："住在海边，还能经常观看潮涨潮落，日出日没，一定非常有意思吧？"

他说："我从来都不去海边，我甚至懒得迈出家门去看海边的远帆。"

人们很惊讶，"不会吧，为什么？"

他淡淡地说："太熟悉的东西，你会在意吗？"

这个故事娓娓道出了抱怨的另一个根源，那就是：生活中，我们的心总是会因为身边有太多我们熟悉和亲近的人，我们天天与之生活在一起，心就会慢慢地忽略他们。当我们忽略他们的时候，心里就少了很多欣赏的情愫，当我们不再去欣赏的时候，心里的那份感恩就越来越稀薄了；当感恩的心不复存在的时候，抱怨也就接踵而至了。

没错，抱怨常常仿佛瘟疫一般，一旦在心里爆发，就会一发不可收拾，就会变成一种惯有的心态在生活中保留下来，影响一个人一生的心态，以及对事物的看法和处理方式。

■ 远离抱怨，我们该怎么做？

真正的景观是自己营造的，我们都知道七大洲但却没有真正去看过，而我们却完全可以走过属于自己的第八大洲。心灵属于自己，而不累的心灵也在于自己的营造。

如果希望自己的心灵轻松平稳，不被扰乱，就先要管理好自己的情绪。当然，管理并不是刻意的克制，是要用心灵和眼睛去发现生活中的美好，要知道，快乐不是别人赠予的，而是用自己的心酿造出来的。

所以，先为自己创造一个好心境吧。很多时候，我们活得累，是因为心灵总希望别人来迁就自己，指望改变别人。要知道，我们无法改变既定的事实，无法改变别人的想法，能改变的只有我们自己的心。心累的状态不在于生活本身，而在于我们的心里不够开阔。让心变得轻松的砝码不在别人手里，就在自己心里，只要你懂得放弃怨恨和叹息，美好生活就近在咫尺。

一个心境豁达的人，就算知道有人在背后辱骂自己，也不会回头去看，因为他觉得根本就没有必要知道这个无聊的人是谁。所以，一颗不累的心灵知道：活着，既不要去伤害别人，也不要轻易被别人的评价左右，这才是快乐的王道。

不要跟自己过不去。学会打心眼里欣赏自己，就等于拥有了心灵快乐的钥匙，欣赏自己不是自以为是，欣赏自己不是妄自尊大，欣赏自己不是自我陶醉，而是多给自己的心灵一些信息，告诉自己，我还不错。

所谓"活得真累"，其实是心累。累，是精神的压力太大；是心灵的负担太重。累与不累是一个相对的概念，要想不累，就要学会走出心灵的抱怨，以一种宽厚的心去看待事物，也许一切就都不一样了。

只要别让心太累，你会看到曾经被你漠视的风景，原来一切都是美好的……

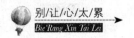

因为心太"满"，所以"累"太深

> 每个人都有不同的经历，这些经历是堆砌记忆的基础。一天一天，心里的事情越来越多，心里的负荷也越来越重。为何不尝试着把一些不必要的事情从心里舍弃掉，人生在世总有些无奈和纠结，唯有将这些一点点去沉淀，才能让心不再"满"。

■ 心太"满"了，就为心"减减肥"吧。

每个人都在喊累，那是一种说难以名状的感觉。身体因为事务繁忙而疲惫休息一下就能恢复，而真正难以摆脱的累却是心累，这种感觉说不清道不明，可是又莫名地陷入烦恼和纠结中，甚至久久都无法找到往日轻松简单的快活了。

为什么会这样呢？追忆那个物质生活匮乏的年代，人们只要解决了温饱问题，有吃有穿就很知足了；而到如今，物质生活急速发展，人们的眼光开始转向精神的追求，如感情、优越、成功、小资等，所以就有了更多的欲望和压力。同时再加上日益激烈的竞争、优胜劣汰的速度加快、各种高科技产物更替过快等现代问题的出现，使人们的头脑和心灵被各种现代化产物充斥着，自我的承受能力受到极大考验。心里的东西"太满"，所以心灵健康问题也日益浮出水面。

就好比自行车一样，气少了就打打气，气满了就撒撒气，这样人骑上去才轻松。人也是一样，要学会经常调适自己的心态，心里的东西装的太满，就适度的倒出来一些，正如时下一句流行语所说：心太"满"了，就为心"减减肥"吧。

抓住心太"满"的源头，及时切断。

人之所以会"心满"，很多时候就是太犹豫，缺乏主见和定见。生活中有很多事情其实需要我们果断决定，只要我们内心明白自己到底想要什么，就可以了。该坚持时坚持，该放弃时放弃。坚持属于自己的东西是一种勇气，而敢于放弃不属于自己的东西是一种大气。如果懂得适度取舍，那么那些不必要的纠结就自然"离心而去了"。

所以，想让心不累，就应该学会拿得起放得下，学着看轻看淡，不强求，学着豁达。在这个世界上，没有人比你更懂自己的心，放松自己，寻找属于你的"奶酪"，就是给疲惫的心灵最好的解药。

人之所以会"心满"，就是想要的太多。人生在世，不可能想要什么就能得到什么，"得之我幸，失之我命"是一种智慧。明知道有些人永远都无法相守、有些事情永远都无法圆满、有些情感永远无法结果，可还是会翘首期盼着，心，能不"满"吗？

悲伤不是别人加给你的，是你心灵的导向出了问题，是没有找到幸福的落脚点。你什么都想得到，什么都不愿意放手，心灵又怎堪这样的重负？学会放下，放下那些没有必要的心灵包袱，学会坦荡，让一切顺其自然，心就会轻松无比了。

人之会"心满"，是虚荣太多了。知足者常乐，是常常挂在人们嘴边的一句俗语，但能够真正做到的人却不多。很多时候，人不是因为失去而惆怅，而是因为虚荣没有得到满足而惆怅。这个世界千变万化，诱惑仿佛包着糖衣的毒药，让心灵不由得为之心生摇曳。

007

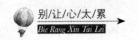

当诱惑摆在眼前时，是否能够把握住自己，不让心灵迷失，是每个人可能都会碰到的问题。虚荣和诱惑就好比一对孪生姐妹，有虚荣就有诱惑，有诱惑就有虚荣，他们总是结伴而行，同时出现，让心灵在不知不觉间就迷失了生活原本的单纯。

男孩和女孩从小一起长大，后来成了恋人。

一次逛街时，女孩看上了一条别致的金项链，女孩爱不释手，心想：以我的气质来配这条项链，一定很好看。男孩看在眼里，知道自己囊中羞涩，只好拉着女孩走开了。

后来，在女孩的生日宴会上，男孩将女孩心仪已久的那条金项链送给了她，女孩欣喜若狂，激动地吻了男孩。男孩一脸的羞涩，慢吞吞地说："这条项链是……是铜的"，所有的人都听到了男孩的话。女孩立刻红了脸，把项链揉成一团丢到桌子上……

不久后，女孩遇到了一个男人。男人说，他可以给女孩所有的物质需求。当男人把炫亮的金首饰戴在女孩的身上时，女孩爱慕虚荣的心立刻被俘虏了。后来他们同居了，一开始男人对女孩很好，女孩很庆幸自己找对了人。但是不久后，怀孕的女孩发现男人失踪了。一直交不上房租的女孩不得不走进当铺，老板看着她拿出来的金首饰，不屑地说："你这些镀金首饰不值钱！"接着老板的眼睛一亮，拿出多年前男孩送的那条项链说："嗯，这条真金项链倒是很值钱的。"女孩一听，惊呆了……

故事中的女孩，因为贪图虚荣，而错失了自己一生的真爱。其实，把握自己，抵御虚荣的最好的办法就是让自己变得真实，看清自己的特点和现状，敢于接受自己的不足，敢于面对摆在眼前的现实，知道自己能做什么，需要什么，适合什么，才是最关键的。

人之所以会"心满"，往往是因为心灵总是记住那些不该记住的，记住该忘记的，忘记该记住的。为什么有人说"傻人有傻福"，因为傻人的心懂得忘记流言蜚语，忘记恩怨情仇，忘记名利得失，忘记一切不愉快，所以他活在一颗宽松自由的心灵世界里，随心所欲地快乐着……

人之所以会"心满"，往往还是想得太多。身体累可以休息，但心累却不能靠外在的休息而复原。心累是心灵扭曲的前奏，会直接危害身心健康。其实每个人都可能会被世事牵绊，被自己负累的时候，有些人懂得调整心灵的状态，而有些人却越陷越深。

每个人都有不同的经历，这些经历是堆砌记忆的基础。一天一天，心里的事情越来越多，心里的负荷也原来越重。为何不尝试着把一些不必要的事情从心里舍弃掉，人生在世总有些无奈和纠结，唯有将这些一点点去沉淀，才能让心不再满。

是的，心太满了，就学会舍弃吧，漫长的人生，最需要的，还是那份轻松！

幸与不幸，
在于对自我心灵的把握

幸与不幸，实在没有绝对的标准，更多的在于对自我心灵的把握，无论遇到什么样的事情，只要你坚信自己是幸运的，那么你一定能找到幸运的理由。只要停止心灵深处对不幸的纠结，一颗心也许就能轻松下来。

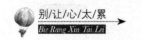

■ 只要你坚信自己是幸运的，那么你一定能找到幸运的理由。

有的人活得累，是因为心灵深处对不幸的纠结，意即，总认为自己不幸。

其实，一颗心能否轻松下来，在于对幸运的感受。有很多人，生活中屡遭不幸，可是他却能用心灵的释然来告诉人们他是幸运的；而一些原本看上去生活无忧无虑的人，却总是喟叹生活不够圆满美好。

幸运与不幸，实在没有绝对的标准，更多的在于对自我心灵的把握。无论遇到什么样的事情，只要你坚信自己是幸运的，那么你一定能找到幸运的理由。

反之，遇到一点点不顺心，就惊呼不幸，那样只能让自己无端地陷入更深的不幸中。

有一个人一生经历了许多不幸的事情，一天他找到上帝，泪流满面地祈求上帝说："请将我从不幸中拯救出来吧，我实在无法承受了。"

上帝看出他很痛苦，就答应他说："这是一块幸运石，你拿去吧。"于是就送给他一块色彩斑斓的幸运石。

没过多久，那人又回到了上帝的面前，满腔抱怨地对上帝说："我以为你给我的幸运石真的能为我带来好运，但当我把幸运石反过来看时，才知道幸运的背面就是不幸。"

上帝微笑着说，"这是事物的正常规律，正面是幸运，那幸运的反面就应该是不幸啊。一幢房屋，面向太阳的窗口是洒满阳光的，而背向太阳的窗口就是阴影啊。"

这个人想想说："幸运石不能给我带来幸运，你还是赐我另外一种幸运的东西吧。"

上帝想了想说："那我就赐你一件幸运的彩衣吧。"果然，他的手上忽然多了一正面印着色各图案的彩衣，这个人惊喜万分地拿着彩衣走开了。

但很快，他又满脸不悦地回来了："尊敬的上帝啊，这件彩衣正面看上去是很漂亮，但如果转到背面看，色彩单调乏味，没什么特别之处。上帝啊，你能不能赐给我一件正反面都美丽的幸运彩衣呢？"

上帝无奈地笑着说："世上没有正反面都完美无缺的东西，幸运和不幸从来都是相对并存的，幸运的背后，总会有不幸的影子；而不幸背后，当然也会有幸运在闪现。"

上帝接着说："幸运和不幸运，就像是一件物品的正反面。当不幸降临到你头上的时候，你若能换个角度，走到不幸的背面，你就找到幸运了。"

故事告诉我们：幸运和不幸是相互对立的两个面，当你面对不幸的时候，能适度放宽视野为心减压，你就能轻松地看到不幸背后的幸运；而当你面对幸运的时候，也要学会以淡定的心去面对，免得当命运无意间翻转金币后，使我们不知所措间陷入不幸的无助中。幸运出现的同时，可能还潜藏着隐隐的不幸；而不幸出现的时候，幸运也许就在不远处的角落中悄悄酝酿着。幸运和不幸是一对亲密的伴侣，他们一个在前，一个在后，组成人们生命不可或缺的一部分。

■ 改变不幸，在于以一种"幸运"的心态去面对。

心灵扩大不幸，就像多米诺骨牌，一旦坍塌就无可挽回。而心灵的幸运能量，不在于你遇到的事情是好是坏，而在于你对待事物的心态。一个懂得化解不幸的人，无论在幸运面前也好，还是在不幸面前也罢，他都会用幸运的心态去面对，所以，就算他真的遭遇不幸，也很快会用

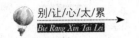

幸运的心灵能量将困境击退。

从心理自我安慰的角度思考，面对不幸，有一种心理暗示，叫做"自我心理平衡感"，无论你陷入多么烦恼的艰难境地，都要想到这不算什么，还有比这更不幸的，与之相比，我现在的一切已经够幸运了。

还有，要学会将自己的心灵安放在幸运的基础上，这样才能在潜意识中给自己一种乐观的心态。古人说过，"祸兮，福之所倚；福兮，祸之所伏"，意即：坏事可以引出好的结果，好事也可以引出坏的结果。事实正是如此：事情的好坏其实并不重要，重要的是心灵中幸运的触点，幸运的触点高，幸运的感知度就低，于是"好事"也可变做"坏事"；反之，幸运的触点低，幸运的感知度就高，于是"坏事"也就变成"好事"了。所以，培养幸运的心态，就要学会培养感知幸运的能力。

感知幸运与不幸，很大程度上跟一个人的经历与阅历有关。一个总是经历幸运的人，偶然遇到一点点不幸，就会惊慌失措，以为真的到了世界末日。一旦被击到，这个没经过"训练的小兵"很快就偃旗息鼓了。如此一来，心灵的不幸感就会强化所遇到的问题，使问题变得愈加严重。有时候，在别人看来可能不过是个小小的障碍，也会成为你的生活中不可逾越的险滩。

幸运者和倒霉者，不是上帝偏待了哪一个，而是当上帝将他们放在同样的境遇和生活中时，他们却用截然不同的心态来面对。

生活中有些事是命中注定的，有些事情是无力改变的，有些事是必须面对的。谁都不可能保证自己诸事皆顺，但只要调整好自己的心灵状态，学会坦然面对，心就不会陷入疲惫不堪的境遇。就算真的遇到不幸的事情，与其在悲观和消极的心态中让事情变得更加繁复，还不如以一种"幸运"的心态去面对，事情也许会真的随着心态的不同而出现转机。如果，一味沉浸在不幸的心灵牢笼中，不但心情会变得疲累不堪，前景也会变得暗淡渺茫，这样下去，生活的信心真的就不再熠熠生辉了。

那么，就把所有不幸的心灵都抛弃吧，就当什么都没有发生过一样。幸与不幸，在于对自我心灵的把握，只要停止心灵深处对不幸的纠结，一颗心也许就能轻松下来。

是那些胡思乱想的杂念，搅累了心

> 一本好书，一份真情，可以去除杂念；一份豁然，一种境界，可以去除杂念；一种心态，一个信仰，可以去除杂念；一些寄托，一点乐观，可以去除杂念……只要你能抓住那些有形或无形的，有声或无声的让你去除杂念的事物，你就一定可以在没有杂念的心灵世界里感受到宁静与幸福。

■ 累心的杂念，从何而来。

说到杂念，忽然想起几年前在春晚播出的"千手观音"，看到的那一刻，很多人都被震撼了。它营造了一种心无杂念的意境，在美仑美奂的气势下，让人气定神闲，清心涤虑。

其实，人很多时候，无法感觉到幸福，就是因为杂念太多，想法太多。当心灵不再受单纯意念的支配时，人就很容易被太多的杂念所困扰。

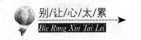

有一则耳熟能详的故事：说是两个人外出来到一条大河边，忽遇一位美丽的女子焦急地站在河边，俩人一打听才知道，这位女子正打算过河去探望生病的母亲，可是又无法过河。

甲二话没说，答应将女子送过河去。面对甲的好心，女子虽然觉得男女有别，但为了能顺利过河，还是接受了甲的帮助。

将女子抱过河后，甲返回对岸找到乙，继续赶路。走着走着，乙终于忍不住心里的纠结问："你说过你要清心寡欲，不接近女色的，那你刚才为什么还要抱着女子过河呢？"

甲听后淡淡地说："在我的眼里，她并不是一个美丽的女子，她只是一个需要帮助的求助者而已，过河后，我早已把她放下了，你为什么还对这事心有负累呢？"

乙听了甲的话，恍然大悟。

甲的话虽然很简单，但却蕴含着一个深刻的道——要想"心静"，先除"心杂"。

我们这些芸芸众生，总是感叹心太累，甚至为此影响了身体的健康，其实都是心太杂的结果。试想，一个人心中长期被欲望、杂念、不舍充满着，又怎能活得轻松呢？

在现实生活中，我们的心总是这样：看到别人住别墅开跑车，便叹息自己生活潦倒拮据；看到别人飞黄腾达，便叹息自己生不逢时；看到别人夫妻恩爱，便叹息自己遇人不淑……因为有了这种种不平衡的心理，才有了无尽的杂念盘旋在心头，这样一来，又怎能活得轻松、活得快乐呢？

古人口中的"无虑在怀为极乐"大抵就是这个理念，这个"无虑在怀"，其实就是心灵没有杂念的意思。人的一生若真的能达到心清无扰的境界，便能快乐无边了。

■ 消除心灵的杂念，在于营造心灵的寄托。

八年前离世的美国灵歌之父雷·查尔斯，曾被美国最具权威的乐评杂志评价"是伟大的音乐家"、"是用心无杂念的灵魂在歌唱"。

这实在是一个很高的评价。常言道，水至清则无鱼，雷·查尔斯本人并不是完全没有一点杂念，比如他也曾经沉迷于女人和金钱中不可自拔，还有过吸毒史。但是，他的音乐就是他心灵的宣泄和寄托，在他一边弹钢琴一边歌唱的时候，他的心灵和他的歌声，在那一瞬间忽然变得轻灵而干净，没有丝毫杂质，清澈得如同刚下过雨的湛蓝天空。

当然，很多人可能要说了，任何一个活在世俗生活中的人，不可能没有私心杂念，谁都无法做到每时每刻都能心无杂念。但是，只要能做到不让杂念时时刻刻挂在心头，把我们的心紧紧桎梏在焦虑中就好；只要我们也能够在某一瞬间，如雷·查尔斯陶醉在歌声中一样轻松自在就好。一个人漫长的一生，总应该有许多那样的一刻，哪怕只是短暂的瞬间，达到物我两忘，一览众山小的境界，那是一种享受。

其实，心灵的寄托不一定就是多么崇高的理想或追求，不一定非要像雷·查尔斯一样拥有高雅的事业。这些心灵的慰藉，可以只是平常而细小的爱好，比如：健身、旅游、垂钓、阅读等等，这也会让我们的心有了自我宣泄的方式和出口，在杂念丛生的世事中有了停泊港湾的一种希望、一种安慰。

■ 消除杂念，总是有迹可循的。

做到消除杂念，就要学会不要对自己过分苛求，人生不是所有的事情都是圆满而尽如人意的。有些事情是自己的能力可以做好的，有些事

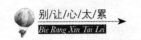

情是自己永远都无法企及的。所以，应该把人生的目标定在自己能力所及的范围之内，给自己一个完满完成目标的可能。

还有，学会调控情绪，排除不良情绪。生活中要学会调整自己的情绪，遇到不顺利的事，不妨换一种角度和心态思考问题，不要胡思乱想，与其在胡思乱想中消耗精力，不如干脆想办法去解决问题。可以向朋友、亲人倾诉，以消除不良杂念的搅扰。自我放松，积极参加一些集体活动，营造好人际关系，你会发现生活还是充满阳光的。

对身边各种复杂的环境，最好还是选择敬而远之。不要轻信别人的谗言，不要在意别人的流言，要坚持自己的主见。给心灵一份坚定的信念，只有自己果断冷静，远离琐事，你的心才不会被杂念占据。

一本好书，一份真情，可以去除杂念；一份豁然，一种境界，可以去除杂念；一种心态，一个信仰，可以去除杂念；一些寄托，一点乐观，可以去除杂念……只要你能抓住那些有形或无形的，有声或无声的让你去除杂念的事物，你就一定可以在没有杂念的心灵世界里感受到宁静与幸福。

欲望太多，心才会失去了停靠的驿站

欲望是心累的根源，欲望也是幸福最大的障碍。欲望太多心就会沉重，烦恼也会接踵而至。有一句话说得很好，不是我们拥有太少，而是欲望太多，所以心总是随着欲望飘飘忽忽，很难找到停靠的驿站。

■ 学会找到欲望的来源，并控制欲望

"花开百朵，我折一枝，芳香满襟袖。"这种"只折一枝"表达的就是一种无欲的心态。但是，现实生活中的人们，因为欲望的牵引，很难真正做到知足。当欲望越来越多，幸福越来越少的时候，才发现生活已经在盲目的追求中失去了原本的轻松惬意。

欲望是心累的根源，欲望也是幸福最大的障碍。欲望太多心就会沉重，烦恼也会接踵而至。有一句话说得很好，我们不是拥有太少，而是欲望太多，所以心总是随着欲望飘飘忽忽，很难找到停靠的驿站。

如果我们总觉得欲望无法得到满足，怎么办？心是一切的根源，我们如何引导它，它就会如何按照我们的意愿行事，心可以任由我们的驾驭，心的喜怒哀乐，都是我们教出来的，所以心灵对欲望的感知和处理，也在于我们的引导。

在非洲有一种动物，每年到了春季，身体就会散发出一种清香，这种清香常常会吸引很多其他动物闻香而至。这种动物也很喜欢自己身体的香味，但是又没有察觉这香味是来源于自己，于是便漫山遍野地寻找香味的来源。可是，它盲目地耗费了一生的经历，却始终没有找到香味的由来。

如果我们能够做到对欲望不盲目，不但明白欲望来源于哪里，也能够明白自己到底想实现什么，就不会变成欲望的附庸。当心灵不断出现无穷的欲望的时候，首先要告诉自己的是，试着去慢慢熄灭欲望的火焰。其实，每个人都难免会有许多欲望，它们总是来势汹汹，而当我们疲于奔命地去满足自己的欲望，并最终得到了自己想要的东西时，心灵却未曾真正得到慰藉，反而又开始萌生了新的欲望，心灵总是想得到更

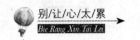

多，总是觉得还缺少什么。而一旦拥有的东西变成习惯时，就又会产生新的欲望。明白此点，就要懂得去控制欲望。

■ 平衡心态，是心不累的关键；放下欲望，是心不累的原则。

要学会平衡自己的心态，事物都有两面性，得与失也是相对的。所以，不论心中的欲望是什么，追逐以前都要告诉自己："我希望得到，但是也可能得到，也可能得不到，如果得之，是我幸，如果失之，我也欣然接受。"

这种心态的平衡，是摆脱欲望缠累的最好方式。试着平衡心里的喜欢与讨厌，试着看淡喜欢的，接纳讨厌的，不论对何事何物，都一样。当然这并不是说，我们要放弃所有心爱的物件，对于那些我们喜欢的事物，完全可以去尽情欣赏它的美，从中得到欢愉。但是不要总是把它放在心上，而是要学会释然，准备好面对有一天它的离去。看淡这来来去去，才是心不累的关键。

人生每走一步，都要学会从原来的欲望中出来，这样才能迈得开前进的脚步，走入下一个人生阶段。很多时候，在人生之路上，有的人可以坦荡快乐，就是因为他们懂得放弃不必要的占有。能舍得，懂放下，是心不累的原则。

有一个圣经故事，说的是古以色列的祖先亚伯拉罕的故事。那时的亚伯拉罕原本生活在巴比伦，一天上帝指示他离开本地本乡，往迦南美地去生活。亚伯拉罕听从了上帝的旨意，进入上帝指示的迦南美地生活。一次，上帝为了试探亚伯拉罕的信心，要亚伯拉罕将自己的小儿子杀掉献给上帝。亚伯拉罕听了上帝的话，没有丝毫的纠结与不舍，也没有和上帝讲条件，更没有多问什么，带着自己的小儿子上到上帝所指示的山上，打算将孩子献给上帝。就在亚伯拉罕拿起手中的刀打算杀掉自己的孩子时，上帝出现并及时制止了他的做法，上帝对他说："我现在知道你是心中有上帝的人了，你没有将你的独生子留下不给我，你懂得舍去占有和欲望，那么，我会加倍的偿还和报答你，我必赐大福给你！"后来，上帝将亚伯拉罕立为多国的父，直到如今，很多人提起亚伯拉罕，依然会敬仰无比。

这个经典的圣经故事中蕴藏着一个深刻的道理，那就是：懂得牺牲，学会舍得。

■ 喜欢的事物不痴迷，不喜欢的事物不排斥，是平衡欲望的关键。

首先，无论在多么在意的事物面前，都要学会降低欲望的强度，抑制欲望的不断生发。第二，要想好欲望失败的心灵退路，也就是先给自己打好预防针。第三，坦然面对欲望的终结，学会审视欲望失去后的另一种得到，就像故事中的亚伯拉罕一样，知道自己就算失去了小儿子，但是他一样能拥有上帝的爱。要知道，付出努力不一定会收获完美的结果，谁都有失手的时候。只有先这样想，心才不会在失意中落空。

有一个办法能让我们在欲望面前心不累。这个办法有两个要点，第一，你在你喜爱的事物面前，不论是什么，一定要记住：不要太痴迷，不要太执着，不要长时间地沉迷在其间，将自己的目光慢慢绕开一些，也许你会发现，你对他的欲望也不过如此。第二，对于你不太喜欢的事物，不论是什么，也不要一味地排斥，试着让目光多在他的身上停留几分。很多事情就是这样奇妙，你越是在意的东西，它跑得越远，当你费尽心机追上时，才发现并非最初那般美好；而你越是随意看待的东西，

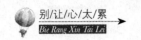
它反而会很轻松地属于你。看透了这样的思维逻辑，你就知道怎么做才能走出心累的世界了！

生活最大的智慧是明白自己到底想要什么，有适度的欲望是正常的，但如果欲望太多，心灵就会被套上沉重的枷锁，一个心灵都没有自由的人，快乐何在？所以，只有将不必要的欲望丢弃，才能找回轻松的生活！

欲望是心灵的束缚，让心不累，我们能够轻易做到的就是，摊开自己的手心，放逐不必要的坚持。

 # 心灵的情绪，
完全是自我感染

心累不累，在于你以什么样的心灵情绪面对它。如果你选择以快乐的情绪面对烦恼，那么心就会轻灵无比；如果你选择以悲观的情绪面对烦恼，那么心就会被疲累所纠缠。也就是说，心累不累，全在于你自己的选择。

■ 心灵是喜是悲，在乎自己的悉心培养。

有一句话叫"境由心生"。很多时候，人的心灵情绪，并不是完全来自环境的影响，而是由自己的心态决定的。情绪，有时是很难控制的东西，今天是这样的想法，明天又希望是那样的结果，总是三心二意，心猿意马，还忐忑不安，患得患失，拿不起放不下，甚者，往往还会自寻烦恼。外相不过是一套皮囊，都是一些外在的现象；而心才是操控情绪的源泉。人一切的喜怒哀乐皆来源于心灵。

很多事情，懂得释怀就是天堂，耿耿于怀就是地狱。人的压力和烦恼多半来自于自己内心的悲观、贪婪、狭隘，来自于对自我的苛求。一个人的心灵是否轻松，不在于他得到了多少，而在于他如何控制自己的心灵情绪。

心灵是喜是悲，还在乎自己的悉心培养。其实生活的很多细节中都潜藏着快乐，关键在于心灵的参与和感受。懂得感悟快乐的人，无论在何人何事中，都能找到让心欢悦的因素，并能将快乐不断放大，这样不仅改变了自己，也影响了周围的人。

一个女孩，因为患急性乳腺炎住院治疗了一段时间。然而，出院后，她总感觉自己的胸部隐隐作痛，于是，她开始怀疑自己是不是得了不治之症，惶惶不可终日。尽管亲戚朋友都告诉她只不过是很轻微的乳腺炎，只要平时注意静养和调理，很快就会痊愈。可是，她总觉得大家有什么事瞒着她。因此，她心情变得很焦虑，经常寝食难安。

因为自我猜疑、因为不良情绪的感染，她忽然觉得生活变得暗淡了。丈夫因为工作忙，对她也不能如往日般体贴入微了，为此，她也经常在丈夫面前抱怨生活的无情，猜疑他是因为怕受连累，而故意疏远她。任凭丈夫如何解释，也总是无法安抚她心中的惶恐。

有一天，她在朋友的劝说下，去参加一个同学聚会。饭桌上，她与一位多年不见的挚友相谈甚欢。交谈间得之，那个女孩因为工作的原因患了哮喘，听说还很严重，有时甚至还要上呼吸机。但是，她没有因此失去快乐的心境，依然积极阳光地生活着。谈笑间，女孩时不时笑哈哈地对她说："看你一脸沮丧的模样，像遇到了什么大事似的，心灵的情绪，完全是自我感染，只要你自己放松心态，就能大事化小了。"

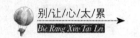

她叹了口气说:"其实,我有可能已经患上了绝症,只是家人隐瞒着不肯告诉我罢了。"那位挚友听后微笑着问她:"这样没有理由的猜疑有什么用呢?退一步说,就算你真的得了绝症,每天这样愁云惨雾的,病不是越来越严重吗?"

朋友继续说:"自寻烦恼,就是心灵不良情绪的根源,这与你的疾病没有关系,而在于你自己的心态。这样不但对你的健康没有好处,相反,就算你身体没有病,心病也会搅累你的生活,你不如放下心灵的坏情绪,去寻找乐趣。"

听了朋友的建议,她不再胡思乱想、也不再抱怨,而是积极投入到生活和工作中,像以往一样,和丈夫依偎着逛街、与朋友相约着喝咖啡,或者跟一些"驴友"们结伴徒步旅行。很快,她就忘记了那些自我渲染的恐惧念头,胸部的不适感也很快就不见了。

人们心灵情绪的恐惧不安,比身体的疾病更加恐怖。尤其是一些心态本身不太好的人,长期的愁苦压抑,不但会影响身体的健康,还会扰乱生活的正常轨迹,甚至为身边的人投下失望和不和谐的阴影。

由此可见,要想走出心累的状态,必须要从心灵的不良情绪中跳出来,因为,快乐是自找的!

■ 人不会被事情影响,却会被自己心灵的情绪影响。

如今,我们的生活质量飞速发展,但是生活的轻松度和满意度却下降了。有的人甚至开始怀念久远时代青灯晓月的生活,那个年代虽然荒蛮单调,但是心灵却可以简单地快乐着。当下的人们,工作繁忙,房价飞涨,重重压力之下,快乐又从何而来?对此,于丹是这样说的:所有的人都希望拥有简单惬意的生活,而心灵的快乐只是一种感觉,与物质无关、同内心相连。人看世界的眼光有两种：一种是向外看，关注外界的物质世界；另一种是向内看，发现内心的缺失和需要；但，我们的眼睛总是看着世界、忘了内心。所以，心灵情绪的好坏，完全在于对自我心灵的把握，只要我们懂得如何关注心灵的需求。

小红因为丈夫工作调动随着丈夫到了一座陌生的小镇生活。有很长一段时间，她都无法适应这里的生活，平时丈夫工作繁忙，有时还会出差，没有工作的她常常一个人留在他们租来的小平房中，在天气严寒难耐的冬日，她窝在冰冷的床上，没有朋友谈天，身边只有一只小猫陪伴。一次，在寂寞凄冷的夜晚，她写信给远在家乡的朋友，倾诉自己的孤寂。不久，她收到了朋友的回信。信中只寥寥数字："生活是天堂，还是地狱，在于自己心灵的把握。"

读了朋友的来信，小红恍然大悟，她决定用心去寻找"天堂"。于是她走出小屋，快乐地与周围的人们相处。她很喜欢她们做的手工布艺，就加入了她们的手工行列，她还学会了用当地的槌子舂米，研究当地的烹饪特色……

原来苦不堪言的环境变成了美丽动人的奇景。小红为自己的改变感到兴奋不已，并就此开始了阳光快乐的生活。是什么让小红的内心发生了如此巨大的改变呢？生活的环境并没有改变，改变的是她心灵的情绪，一念之差，就让她找到了属于自己的"天堂"。

很多时候，心灵的喜怒哀乐，在于自己的选择。人生本身就是数不尽的春去秋来，不要因为留恋春天的似锦繁花，而拒绝严寒凛冽的冬天，因为当你喜欢春天而拒绝冬天时，不幸福的感觉就会漫上心头。唯有当你的心灵学会不执著也不排斥时，你才能够享受改变后的精彩生活。

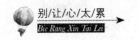

其实，世上很多事情并没有绝对的好与坏，完全在于人心灵的看法。因此，面对任何事情，用快乐的情绪自我感染，而避免自寻烦恼是非常重要的。

人不会被事情影响，却会被自己心灵的情绪影响。生活是一种智慧，关键在于你如何选择，只要不让世间琐事为心灵套上沉重的枷锁，影响心灵的快乐感，你就会发现轻松的心境几乎随手可得。

心累不累，在于你以什么样的心灵情绪面对它。如果你选择以快乐的情绪面对烦恼，那么心就会轻灵无比；如果你选择以悲观的情绪面对烦恼，那么心就会被疲累所纠缠。也就是说，心累不累，全在于你自己的选择。

 # 心不累，需要内心足够强大

> 内心强大的人不骄不躁，不忧不患，不喧不闹，懂得平心静气地为自己的人生做好最坏的打算，但心会轻松地往最好处努力。一切人生的无常，都早在他的精心预设中一一排查过了，所以，不管你打算经营什么样的人生，都要先搭建一个强大的内心。

■ 内心强大的人，不会在意别人的眼光，永远活在自己的心里。

人们都说，一个内心足够强大的人，其实就是真正的精神贵族。而能在这个压力重重的社会中，独独活出一个精神贵族的范儿来，其实是一种难得的奢侈。

强大的现代社会，有着强大的心理压力，这其中的压力，有来自事业的，有来自家庭的，有来自情感的。其实一个内心真正强大的人，没有什么可以真正伤害到你，因为，内心强大的人，不会在意别人的眼光，永远懂得活在自己的心里。

很多人，终其一生，总是试图通过外界的评价来证明自己，当别人说你好时，你就觉得自己真的很好，当别人说你不够好时，你就认为自己的确不够好，这就是证明你内心不够强大的最好佐证。所以，当你有一天发现不再需要通过别人的肯定，而是通过自己的心就可以证明自己的时候，你的内心就是真正强大无比了。

内心足够强大的人有的是心灵的柔韧。身边不同的声音太多，不小心就混淆视听，这时候能够认清自己的心灵需要是最重要的。一旦心灵不够强大，也就很难理智地看清下一步该走向何处了。

■ 只有真正做到无所忧、无所惑、无所惧，才能使自己的心灵强大起来。

孔子说，三日必省吾身。内心强大的人，懂得不断审读自己的心灵，懂得自己该要什么，该放什么，不会人云亦云，不会冲动行事，不会妄下论断。真正强大的人，懂得倾听别人的建议，坚定自己的判断，可见二者互相作用才能真正产生效应。这世上从来就没有绝对的好坏对错，关键在于，心里想的是什么，看到的就是什么。

于丹在《心灵之道》中，为我们讲了三个寓意深刻的故事：

第一个故事说的是英国网球运动员吉尔伯特，小时候陪母亲看牙医

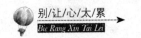
时，亲眼看到母亲在治疗牙齿时突发心脏病死亡，这件可怕的事情一直以来留在他幼小的心灵中，使他很少去看牙医。就在四十年后的某一天，他请了一位牙医来家里看病，但就在医生打算给他做检查时，回头却发现吉尔伯特已经停止了呼吸。看似好像是死于心脏病，实际上是死于一个伴随了他一辈子的心理阴影。

第二个故事讲的是一个自卑的女孩，由于没有条件买漂亮的衣服首饰，常常觉得自己很寒酸，抬不起头来。一天女孩为了参加同学聚会，买了一个漂亮的头花，看着镜子里的自己，她惊呆了，她从来不知道自己也可以这样漂亮，首饰店的店主也一直夸她。一路上，她一改往日的自卑，昂首挺胸，看上去忽然多了几分气质，路人也时不时向她投来欣赏的目光。其实，女孩子不知道，她在出门时头花已经掉了，让女孩美丽起来的，不是头花，而是她心灵的自信。

第三个故事讲的是浪人与茶师比武的故事，茶师原本不喜欢以武力决斗，但无奈浪人偏偏要比试。茶师没有办法，只好用自己擅长的茶道来应付浪人。只见茶师气定神闲地宽衣、束带、正帽、扎袖，一旁的浪人看着茶师镇定的样子很是害怕，最后当茶师准备出剑时，浪人屈服了。茶师武功不及浪人，他是以笃定的气势战胜了浪人。

这就是心理强大的力量。一个人只有真正做到无所忧、无所惑、无所惧，才能使自己的心灵强大起来。

■ 使自己的心灵强大起来，其实并不难。

一个内心真正强大的人，并不是高高在上、自以为是的人。拥有强大内心的人，更懂得谦虚与退让。强大，不是强势霸道，不是要将自己的喜好强加给别人，恰恰相反，内心的强大之人所释放的，是宽容和豁达。正是因为内心的轻松与坦荡，我们才明白自己到底想要什么，才明白如何才能心不累地活着。

尤其是，当我们在生活中遇到伤害时，这种心灵的强大就显得尤为重要了。人生没有绝对的公平，所以谁都会不可避免地受到伤害。而且很多时候，当你得到的越多，心灵需要承受的东西自然也会比别人更多。同样的伤害，内心强大的人比内心脆弱的人更懂得自我安慰，自我释放，并总是不失生活的憧憬和信心。当我们内心强大到可以冲破所有的伤痛与绝望的时候，其实就已经活出心不累的境界了，因为心在哪儿，快乐就在哪儿。所以，世界上总有那么一些人，不随物动，不随事悲，最重要的是，上帝好像总是会眷顾他。

内心的强大，是生活的明了。因为明了，我们才可以自信满满地走下去；因为明了，我们才能看清自己想要去的方向在哪里；因为明了，我们才知道自己到底该坚持什么，该放弃什么；因为明了，我们才知道自己真正最想要的是什么。对于生活的种种，不要刻意用世俗的标准去套用，不要用绝对的"对"或者"错"来评价自己的生活。无论心灵的需要是什么，只要不跨越道德标准范围，任何理想都可以来得心安理得，我们应该做的，只是走出心灵的负累，让一切变得更加随意而自然。

无论做什么，别忘记为自己而做，心灵就不会疲惫不堪。不要对失去太敏感，什么东西都不会永远属于你，我们也许会失去生命中最珍贵的东西，但空出的内心可以接纳很多新生的事物，这难道不是另一种得到吗？失与得不过是一瞬间，一切只关乎内心的强大。我们须明白，遇到什么不是问题的关键，通过遇到的事情让自己的内心一点点强大起来，才是至关重要的。

内心强大的人不骄不躁，不忧不患，不喧不闹，懂得平心静气地为

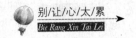

自己的人生做好最坏的打算，但心会轻松地往最好处努力。一切人生的无常，都早在他的精心预设中——排查过了，所以，不管你打算经营什么样的人生，记住，先搭建一个强大的内心。

内心强大的人不会依靠任何人的臂膀作支撑，更不会攀附任何人的爱作依靠。这一切对他们的人生不过是一种装饰，而不是心灵的需要。我们要始终知道，只要我们的心灵足够强大，幸福和快乐都是可以自己给予的。

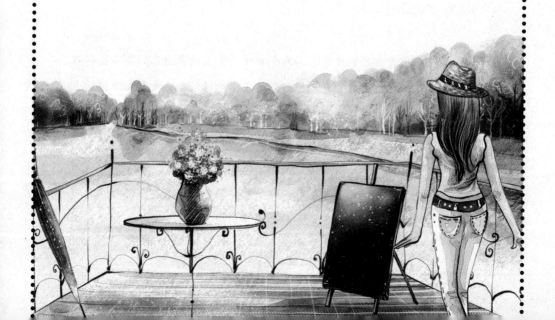

|第二章|

不是生活让人累，
而是"心"让人累

听从心灵的声音，
遇见最真的自己

> 听从心灵的声音，就是给心灵一条退路，在最本真的
> 善和美中，为心灵卸下疲累的枷锁。它往往能拯救心灵的
> 狭隘，给创伤以修复，给执拗以释怀。

■ 听从心灵的声音，为心灵卸下疲累的枷锁。

一位根雕艺术家说，每次透过盘枝错节的树根，总能窥视到他背后的完整形象，再慢慢精心雕琢，把树根内部的纹路为人们呈现出来。

这位根雕艺术家能够不被事物本身的特性所限制，完全听从自己心灵的声音，这实在是一种幸福。这份心底的呼声，无论是悦耳的还是低沉的，它给予我们的总是最真实的召唤，让我们看清自己的需要，帮助我们去实现最想要的生活。

某女人很爱自己的丈夫，婚后也曾为了丈夫放弃自己的事业。让她没想到的是，在她们婚姻生活进行到第五年的时候，丈夫爱上了别的女人，面对丈夫一次次的出轨，女人伤心欲绝，无奈之下与丈夫离异。离婚后，女人将以前放弃的事业再次经营起来，没想到还做得如火如荼，四年后，俨然已经成了享誉海外的女企业家。

而离异的丈夫，由于生活作风的腐败，再加上奢靡挥霍的习惯，好不容易经营起来的一家公司也在她们离异后的第二年倒闭了，随之，又

因为盲目炒股而血本无归。在穷困潦倒之时，他来找她，希望可以得到她的帮助。而她，义无反顾地为他筹集资金，找各种关系网。两年后，他终于东山再起。

朋友们对她这样的做法很是费解，看她洒脱无谓的样子，大家都好奇地问她为什么不恨前夫，反而帮他？"不恨？那怎么可能啊？我又不是圣人！"她的回答让人有些意外，"我觉得理解一个人是很重要的，谁都有迷失自己的时候，这并不代表他就一定是个坏人。"一会儿，她继续说道，"还有更重要的一点就是，我很在意聆听心底最真的自己，只有听从自己心灵的声音，才不会为生命留下太多的爱恨交织，才不会让心太累。"

听从心灵的声音，就是给心灵一条退路，在最本真的善和美中，为心灵卸下疲累的枷锁。它往往能拯救心灵的狭隘，给创伤以修复，给执拗以释怀。

■ 懂得听取心灵的呼唤，就会发现自己想要的是什么。

世界上最真实的东西，就是一个人的心灵，很多东西其实并不是用眼睛去观察，而是用心灵去感知，只有用心才能看清楚。心灵深处的声音，往往是你最喜欢、最想得到的东西，这里面蕴藏着你生活的快乐和激情。

其实每个人的心底都有一种幸福的本能，只要我们懂得听取心灵的呼唤，就会发现自己真正想要的幸福是什么，只有抓住自己想要的幸福，心就不会沦于疲惫。聆听自己内心的声音，是一种难得的祥和与宁静，是一种悠然的心性，是一种心灵回归的释然。

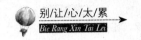

于丹《论语心得》里讲了一个有趣的故事：一群小青蛙聚在一起，它们认定谁能爬上巍峨屹立的铁塔塔尖，谁就是他们中间的英雄。于是青蛙们开始跃跃欲试，争先恐后地爬了上去。刚爬了一小段，有的青蛙就开始打退堂鼓了："为什么一定要这样做哪，这有什么意义啊？"有的甚至开始后悔了："这实在是太可笑了，这么高的铁塔，什么时候才能爬到塔尖啊！"于是，很多青蛙都原路返回，只有一只小青蛙坚定地爬，终于爬到了塔尖。众青蛙十分惊讶，问其原因，才知道这只小青蛙是聋子，同伴们的议论他根本就没听到。

这说明，当你不再被身边的声音影响，只倾听内心的声音，幸福就会如长了翅膀的精灵一般在生活的无垠蓝天上自由翱翔。所以，别让心太累，一定要学会倾听自己内心的声音。

是的，回归心灵，才能找到轻松的生活方式。别去想那些搅扰心灵的蜚短流长，你有你的生活，你有你的方式，心的定见是一种触摸自我的力量，只有知道自己最需要什么，才能找到最真实的自我。别人指手画脚时你依然我行我素，是一种独特的气质，身边频频而起的流言，只会更好地烘托出你的勇气与坚持。因为你知道，只要不违背原则，就可以坚守心灵的呼唤，让幸福的脚步来得更加稳当。

■ 听从心灵的声音，感悟心灵的自由。

让心告诉你，你最想要的生活是什么。外界的评论可以作为参考，但绝对不要作为生活的标准，否则只会使自己丧失判断力。为了让心获得更多的幸福感和轻松感，我们还是要从人声人潮中走出，听从心灵的声音，去寻找最真实最自然的自己。当然，我们也不需要掩饰自己内心的痛苦和徘徊，关键是敢于面对最真实的自己，无论我们的努力对别人来说是不是最好的，但我们要知道，很多事情不一定是做给别人看的，更多的时候是为自己做的。所以，无论前路是何种境况，只要对未来的憧憬和向往没有泯灭，那么我们就有了不断前进的理由，去顺着心灵的召唤，追求自己最想要的灿烂时刻。

其实，说到底，听从心灵的声音，就是让我们以一种自然的状态面对生活的抉择，这种自然，是面对得失不执拗、面对爱恨不纠结的生活智慧，这是心灵深处的的一种意识，又是一种无为清净的自由，更是人生境界的一种洒脱。听从心灵的声音，绝对不会被个人欲望囚禁，也不会被外界的诱惑影响而心智脆弱。听从心灵的声音，是一种坚定的信念，一种自在自由的精神境界。

在自然界：潮涨潮落，日月交替，它们任凭岁月变迁，来去枯荣，这是万物天籁在听从大自然的声音。在人类：荣辱沉浮，缘起缘灭，且一笑而过；尔虞我诈，风华不再，而淡然处之。这份清闲洒脱的心态，是人们在听从自己心灵的声音。听从心灵的声音，那是心中疾风暴雨之后拨云见日的疏淡有致。

听从内心的声音，是一种与生俱来的本能，只不过在漫长岁月中，生活的艰辛磨去了心中固有的梦想，让我们为了别人的幸福，不得不放弃自己的幸福。所以，想让心不累，就要学会不断地审视心灵，让心灵的声音保持正常的语调，才能吟唱出幸福的旋律。

听从心灵的声音，让我们无数次触摸到心灵中最轻松愉悦的自己，就像驱散了层层阴霾的蓝天，就像涤荡了片片浮萍的湖水，心灵会是一片明澈清透，于是生活亦变得天马行空、自由无羁。

要了面子，
却桎梏了心底的自由

> 放下面子，首先要做到的，就是敢于舍弃心头爱慕虚荣的情结，不在意别人的评价，不渴望别人的奉承，懂得直面自己的荣辱成败，只有这样，才能超越心灵的重重桎梏，创造只属于自己的自由天空。

■ **很多时候，我们之所以活得累，就是因为放不下面子。**

"男人爱面子，女人爱名声"，生活中，经常有人说这样的话，"我什么都丢得起，就是丢不起脸。"对于很多中国人来说，"面子"比什么都重要，不爱面子，就好比没有了自尊心，甚至没有了活下去的意义！

其实，很多时候，我们之所以活得累，就是因为放不下面子，太在意别人怎么看。尽管说"神马都是浮云"，但是，心里还是放不下，丢不掉，割舍不了。一个太在意面子的人，很容易累心伤神，这样的人，很难真正体会到人生的大滋味。

所谓的 "人活脸树活皮"，放不下的其实还是做人的虚荣，尤其是"自命清高"的人，更是不愿意放下自己的架子。

放下面子，心才不会被桎梏。放下面子，是一种争取自由的勇气，是一种笃定豁达的自信，是一种坦然面对的豪迈，是一种真诚自然的释怀，是一种无羁无欲的获得！

　　有一个极富讽刺意义的故事：古时有个一贫如洗的秀才，很爱面子。一天晚上，一小偷悄悄潜入他家后，搜寻良久，却没有找到一件值钱的东西，便满腹怨言地说："今天真倒霉，碰到个真正的穷鬼！"书生听了，慌忙拿出自己仅有的几文钱，塞给小偷，说："这段时间家里没钱，这点钱您先带上，但是有一件事你必须答应我，以后在他人面前，希望您不要说出今天的事情，给我留点面子啊！"

　　故事中的秀才，如果是幽默倒也罢了，如果真是如此要面子，实在是又可笑又可悲。说到底，面子其实就是自卑的代名词。过分注重面子，内心的辛酸和无奈可能只有自己知道，正如小说《项链》中的玛蒂尔德一样，为了虚荣的面子，换来的却是十年的辛酸，这份代价可想而知。而事实上，真正的面子不是虚荣，而是来自于心灵的自信，来自于实力和努力。那么何必用面子桎梏心底的自由呢，为了未来的幸福，我们应该放弃眼前的虚荣；为了真正的快乐，我们应该抛诸一时的面子。

■ 心灵，常常为了自己的"脸面"而不得自由。

　　爱面子，其实就是心累的症结所在。面子需要不断争取、不断证明才能显示出其存在的意义，所以爱面子的习惯常常让人感觉身心俱疲。面子本身就是一个人争强好胜中产生的副产品，越是好强的人越爱面子，面子似乎已经成了他们内心里的一面旗帜，面子也成了证明他们实力的唯一方式，并且使得他们越来越在乎面子的存在，同时也使得他们活得越来越累。但是，要知道面子毕竟不是证明自己的最好方式，放下面子而敢于直面现实的人，才是豁达睿智的人。

　　有时，学会适当的放下自己的面子，是一种智慧，更是一种心灵的释怀。谁都不能保证自己的一生一帆风顺，遇到颜面尽失的事情也是人

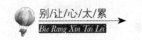
之常情。所以，能放下面子，走出生命的晦暗，才是世界上最聪明的人！

越王勾践的故事就是一个很好的佐证。当吴王夫差攻入越国，越国沦陷，勾践含泪面对"亡国奴"的屈辱，在这种困境中，他没有选择"士可杀，不可辱"的决绝，而是放下一时的面子，十年卧薪尝胆，尽管身在异国做奴隶，但他还是凭借一颗力争复国的心，一朝灭吴，最终赢得了真正的尊严。

■ 放下面子，其实是一种心灵的释怀。

在英国的一所小学中，有一位老师刚刚调到一个后进班当班主任，这些孩子都是喜欢搞恶作剧的高手。这位老师有着丰富的教学经验，他很明白如何去管理调皮捣蛋的孩子，于是在第一堂课上，他和孩子们玩得热火朝天。下课后，老师收敛起温和的笑脸，严肃地对他们说："孩子们，你们如果能在期末考试时考出好成绩，我就去吻校外农场里的一头猪。"

孩子们听后兴奋不已，好奇地问："老师，您说话算数吗？"老师认真地说："当然算数，只要你们兑现诺言。"孩子们为了看到老师如何去吻一头猪，于是从那天起，他们上课不再捣乱，学习兴致也越来越高，成绩也开始不断提升。

半年后到期末考试，孩子们都取得了优异的成绩。圣诞节到来之际，孩子们对老师说："老师，我们已经兑现了承诺，您什么时候去吻那头猪呢？"老师说："当然，现在就去。"于是，老师带着孩子们来到校外的牧场，他真的走近一头大肥猪的身边，轻轻吻了它。孩子们在猪圈外看后感动不已，蜂拥而上，拥抱他，吻他，俨然是对待一位凯旋的英雄。

这位老师虽然亲吻了一头猪，看上去似乎颜面尽失，但他内心并不在意面子，在意的只是如何去兑现自己的承诺和这份承诺本身的意义，这样的举动不但不会招致学生们的鄙视，反而更赢得了大家的尊重。

生活中，放下面子，其实是一种心灵的释怀，更是一种洒脱的自由。放下面子的同时，内心的虚荣便荡然无存，得到的是不求即来的尊严。

当然，放下面子不是自轻自贱，尊卑不分，更不是毫无原则的无视自己的人格与尊严。关键是把握好面子与尊严的区别，不拿面子太当回事，也不拿尊严不当回事，这样一来，我们的心灵世界就可以轻松许多了。

放下面子，首先要做到的，就是敢于舍弃心头爱慕虚荣的情结，不在意别人的评价，不渴望别人的奉承，懂得直面自己的荣辱成败，只有这样，才能超越心灵的重重桎梏，创造只属于自己的自由天空。

放下面子，是投影于心灵深处的一份通透悠然，也是我们在生活里不可或缺的一种坦然，更是我们在人生路程幡然醒悟的一种纵然。

只要无关尊严的底线，其实，很多面子完全是可以放下来的。你只需放下一点点，就会收获很多快乐。

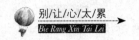

扯来片片虚荣，
却扯不断那层层失意

> 偶尔来点虚荣，讨点儿开心也不为过，但千万不要太在意太当真。有时，"虚"的时间长了，人就很容易迷失自己，迷失生活的本真，迷失心灵的感受，忘了自己幸福的初衷是个什么样子了。

■ **虚荣的人最在意的就是自己在别人眼中的形象。**

也许不少人都有虚荣心，不漂亮的女人，喜欢别人违心称其为"美女"，如果别人说出了真话——"你不是美女"，她必定对其心怀不满。我们明明知道，这顶高帽子，不过是毫无意义的虚名，不少人不也都喜欢听吗？

为什么那些违心的假话那么受欢迎？是因为人的"虚荣心"对此比较受用。据说，目前还没有任何一种有效的手段可以把虚荣从心灵中剥离，虚荣，好像成了人们心灵的一块纹身，甚至顽固到令人无可奈何。

安徒生那则有趣的童话故事《皇帝的新衣》如今想起来，还是意犹未尽。小时候，我们都曾经被那位愚蠢的皇帝和那位狡猾的骗子逗笑过，但是现在我们将旧书重拾时，对其中的奥妙便有了更深刻的体验。

这个国家上至皇帝，下至黎民百姓，居然被这两个骗子玩弄得团团转，并且都在传扬着这一件不存在的事情，完全成为了骗子们的傀儡，究其原因，还是因为虚荣。因为每个人都不希望自己成为别人眼里最愚蠢的人，虚荣的人最在意和关注的就是自己在别人眼中的形象，甚至可以不惜为此付出沉重的代价，因为心灵中的惶恐，所以他们甘愿被利用。

■ 因为虚荣，所以心累；因为虚荣，所以很难真实。

一位中国留学生，刚到美国时在纽约华尔街边上的一家饭店打工。不久他便和饭店的一位大厨成了好朋友。一天，他激情万状地对大厨说："我最大的梦想，就是有一天能叱咤华尔街。"

大厨不以为然地问道："你先说说，你学成后最想做什么？"

留学生兴奋地回答："我希望毕业后可以进入实力雄厚的大企业工作，总有一天我会成为商界的精英。"

大厨接着说："我问的不是你的梦想，而是你最大的工作兴趣和人生兴趣是什么。"

留学生有些茫然，显然他没有考虑过这些。

大厨却自然地说："如果有一天这个饭店经营不下去了，那我还是去做银行家好了。"

留学生听后惊呆了，他以为自己听错了，他怎么都不能把眼前这个其貌不扬的大厨，和银行家联系到一起。

大厨对呆了半天的留学生解释："我以前是华尔街一家银行的经理，每天朝九晚五地上班，身心俱疲，一点属于自己的时间都没有，我觉得那样的生活虽然看似体面，其实不过是空洞的虚荣而已，我需要的是真实自由的生活。我一直都很喜欢做饭，每次看着我的家人朋友们品尝着我做的饭，笑逐颜开的模样，我就觉得自己是世界上最幸福的人。有一天，当我在办公室工作到夜里两点多，饥饿难耐之际啃着面包充饥时，我忽然有了一个大胆的想法，我决定辞职，然后从事我喜爱的烹饪职业。现在的我，

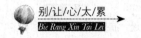

身体健康多了，心也不累了，生活得也比以前愉快多了。"

这个事例，可能会让有些人觉得匪夷所思，因为，我们无论做什么，最在意的就是脸面，这种虚荣的外在形式足以让我们在人前人后风光无限，虚荣的人是要人捧的，没有人欣赏的生活，就如同无人问津的风景般索然无味。相比于西方人，他们不在意职业的高低，他们更在意对事业的兴趣感和快乐度，他们是为了自我价值的实现而工作，所以他们的生活是简单的，他们的心灵更自由。

因为虚荣，所以心累。因为虚荣，所以很难真实。虚荣使我们装扮成别人喜欢的样子来讨好别人，虚荣是人生最无奈的表演，有时表演给别人，有时表演给自己，虚荣的人总是看不到真实的自己，因而也总是习惯将心灵的轻松拒之门外。

■ 爱慕虚荣，要爱得恰到好处。

虚荣若能用得恰到好处，也可以变坏事为好事。如果你试图用金钱、豪宅和官职，来为它镀金添色，那么它就会成为你心灵的禁锢；如果你能用自尊、真实和自由，来烘托它的内涵，那么它就会成为你幸福的等价物。

爱虚荣也要分场合，有些场合，你的虚荣可以变为尊荣，但是有些场合，你的虚荣可能会变为笑谈。譬如：如果你穿着名贵的睡衣，就只能在自己家炫耀，绝不能走出大门外。如果你是某个地方的首富，就只能在你生活的圈子里炫耀你的虚荣，出了那个圈子，也许你就不再是最有钱的富豪了，如果你无论走到哪里都想炫耀你做首富的虚荣，那么，你唯一应该做的就是变虚荣为动力，争取做出更好的成就。

爱虚荣关键是要恰如其分，其实虚荣无非是生活的一件装饰品罢了，有没有都无伤大雅，不影响一个人的魅力，可是很多人却总是把虚荣当做生活的必需品，好像没有就活不成。一次评职称落选了，一次出书的机会比其他人少了你都要耿耿于怀，这实在是不累找累。

偶尔来点虚荣，讨点儿开心也不为过，但千万不要太在意太当真。有时，"虚"的时间长了，人就很容易迷失自己，迷失生活的本真，迷失心灵的感受，忘了自己幸福的初衷是个什么样子了。

虚荣心是人性的一种正常反应，因此，每个人似乎都会与其有染，即使最淡定的人都不例外。那么对待虚荣，就算不能彻底根除，也别忘记常常保持一颗轻松的心，尽量真实真诚地生活，这样，才会有真正的乐趣。

攀比之后，心灵的空洞愈见荒芜

> 每个人幸福的方式都不一样，别人的幸福也许只适合别人而并不一定适合你。那么，就让心放开桎梏，自由行走，任意去留，不以物喜，不以己悲，豁达地面对一切，珍惜拥有，拒绝攀比，用淡定平和的心态经营好生活的每一天，心就会挣脱无奈与烦恼的枷锁，有了自由呼吸的空间。

■ 残酷的对比，让我们的心灵备受煎熬。

拥有幸福与快乐的人生，是每个人的美好心愿。但是每个人的幸福都是不一样的，而有的人，因为总是羡慕着别人的幸福，陷入无谓

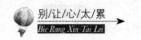

的攀比苦恼里不能自拔，让身边属于自己的真正幸福与快乐在攀比中擦肩而过。

人比人，气死人。某个大学的校友，在同学聚会时开着奔驰招摇而来，一身珠光宝气不说，买单一顿饭就消费你几个月的工资，你待在一边嫉妒得脸都绿了。上学时睡在你上铺的兄弟留美归来，他以前和你一样瘦弱矮小，现在强壮得如狼似虎，说起话来眉飞色舞，频频耸肩，十足的"美国派头"。

这些残酷的对比，让我们的心灵备受煎熬，考验着我们脆弱的承受力。比起以前的生活，我们每个人都在发生着翻天覆地的变化，但我们还是不知足，不断地与身边的人攀比，也不断地让心愈见疲惫。

攀比的心来源于自卑和嫉妒，中国人相对于外国人而言，攀比心更重一些，这也是因为中国人常常会对别人所拥有的东西眼红，而外国人多数更在意自我感受，自我享受，自我陶醉，他们不会和别人做无谓的攀比，因为攀比带给自己的只能是心灵的疲惫，没有任何好处，这是外国人比中国人聪明的地方。

小燕最近心情异常地好，因为老公刚刚升为公司的副总，因此每每和女朋友们聚会，小燕的自信感比以前强了很多。

以前，和朋友们一起聚会的时候，小燕一般很少说话。当这些女人们谈论自己的老公又买了一辆新车，或者是老公打算购买郊区一幢豪宅之类的话题的时候，小燕总是附和地笑笑。但是自从老公升为副总后，小燕忽然觉得自己在人前有了面子，有了夸耀的资本，这让她兴奋不已。因此，每次和女朋友们见面的时候，她也会融入人群中侃侃而谈。

但是不久之后，她得到了一个消息，听说大学时代的一个女同学，事业家庭双丰收，不仅自己开办了一家不错的公司，而且还嫁了一个地产富豪，现在已然是风光无限啊。这位同学以前在学校的时候，其貌不扬，不怎么爱说话，而当时的小燕是人尽皆知的才女，她从来没有将这个女同学放在眼里，没想到曾经与自己相比望尘莫及的女同学，如今却高居自己之上。

想到这里，小燕的心情忽然变得沉重无比。她知道这是攀比之后的嫉妒在作祟，但是她还是无法控制心头的压抑。

自此之后，小燕的心因为攀比的阴霾，而失去了生活的信心与快乐。她甚至还在心里暗暗告诉自己，以后的朋友聚会，她是不会再去了……

生活中最最让人累心的事情，就是总拿自己和别人作比较。

"很多以前的同事都已经是科级干部了，可我还是一个普通的小职员，悲哀啊！"

"看人家邻居的名牌跑车多拉风啊，不像我还是天天骑着脚踏车满世界跑，无奈啊。"

"人到中年了，别人都混上了别墅洋房，可我还住在百十平米的职工楼里，郁闷啊！"

这些攀比，实在是搅累了我们的心啊！

■ 与其攀比倒不如多培养自己的自信心。

聪明的人不攀比。因为，在人的一生中，攀比的人不懂得享受自己已经拥有的东西，而总是定睛在他们没有的东西上，并且竭尽全力去追求。于是，他们自然也忽视了身边正在拥有的，只一味去追逐别人有的，而让他们所望尘莫及的，最终让自己的心灵陷入疲惫。他们因为总是拿自己没有的东西和别人有的东西攀比，所以很容易陷入失意和消极中无法自拔。譬如，本来自己事业做得很好，看到别人晋升职位，于是自己也蠢蠢欲

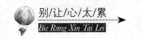
动；本来自己生活质量还过得去，看到别人过着小资的生活，于是自己也跃跃欲试；本来自己的日子也算小康了，看到别人出入高档场合，于是自己也按捺不住了……如此恶性循环，这山望着那山高，没有原则地追逐，于是心累的烦恼和负累便也随着攀比如约而至了。

人类的攀比是一种本能。其实，与其攀比倒不如多培养自己的自信心，因为自信心的增强，可以潜移默化地将攀比消融于无形中。有着强悍自信心的人，不会在对手的威风前自惭形秽，更不会卑微胆怯，不是因为他们心里觉得自己处处比别人强，而是他们心里明白"他有他的幸福，我有我的快乐"的道理，他们懂得如何把握自己不去与别人比较。

聪明人懂得欣赏自己，只和自己比。

懂得生活智慧的人，从不和别人比，只和自己的过去比，和自己的昨天比。只要今天的生活比昨天有进步，哪怕这些进步小到微不足道，那也是一件值得庆幸的事情。

每个人的人生之路都有自己的闪光之处，它给我们的生活带来了幸福。不管生活是平淡的还是激扬的，都需要用一颗珍惜的心去感悟，所以，无论生活的面貌如何，请不要用无谓的攀比将原本的美好和快乐腐蚀。尤其是被虚荣和嫉妒驱使着与别人比地位、比职位、比权位、比官位、比相貌、比财富的人，要知道，聪明人懂得欣赏自己，懂得发现自己的优势，而不是盯着别人的的优秀羡慕不已。

其实，生活给予每个人的幸福都一样，关键在于你看待幸福的态度，如果你只盯着外在的东西，心灵就很难满足，也很难获得轻松，因为外在的物质并不是衡量幸福和快乐的标准。人生不可能处处圆满，懂得把握和发现，幸福就随处可在，心灵的自在也会是一件很简单的事，也很容易实现；但是如果我们总想着比别人更幸福，那就很难实现了。

要知道，我们拥有的其实已经够多了，缺少的那一部分，可以作为一种人生梦想去追求，但绝对不要成为生活的负累，这样，你的心灵必然会轻松很多。

所以，何必羡慕别人的幸福，你也有属于你的乐园。每个人幸福的方式不一样，别人的幸福也许只适合别人而并不一定适合你。那么，就让心放开桎梏，自由行走，任意去留，不以物喜，不以己悲，豁达地面对一切，珍惜拥有，拒绝攀比，用淡定平和的心态经营好生活的每一天，心就会在平和中挣脱无奈与烦恼的枷锁，有了自由呼吸的空间。

预支未知的烦恼，
是为哪般

预支明天的烦恼，不如先将今天的生活经营好，再去考虑明天才能解决的问题，这才是智者所为；换一种心态，换一个角度，转身去预支明天的幸福与快乐，把未知的快乐拿到现在来提前享受，你的生活就多了一倍的快乐。

■ 先将今天的生活经营好，再去考虑明天才能解决的问题。

听说在茫茫沙漠中，生活着一种沙鼠。他们经常在旱季还没有到来的时候，就开始搜集大量的草根，以便度过未来艰难的日子。因此，抱着对未知烦恼的焦虑心理，沙鼠们开始了繁忙的工作，他们不停地爬出洞口寻找草根，然后再叼着满嘴的草根回到洞里，这样的工作异常辛苦，但它们就是不肯停下来。

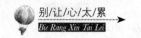
让人奇怪的是，当它们囤积的草根越来越多，足够使它们顺利度过旱季时，沙鼠们还是不肯停止自己的工作，坚持着将草根一次又一次地运进自己的洞穴，似乎只有这样它们才能没有任何危机感地、踏实地生活，否则便对未知的明天充满了焦虑感。

科学家研究发现，沙鼠这种过虑性情，跟他们的生活习惯和遗传基因有着一定的关系，完全是源于一种本能的担心。也正是因为这种担心，使沙鼠们总是想着未知的烦恼，让生活被毫无意义的忙碌所占据。

生活中，我们有时也和沙鼠一样，常常预支未知的烦恼。在《圣经》里，上帝教导人们远离忧虑时，说了这样一句话，"不要为明天忧虑，因为明天自有明天的忧虑，一天的难处一天担当就够了。"这句话说得很好，一个人一天的忧虑已经够多了，那又何必再去预支明天的烦恼呢，倒不如先将今天的生活经营好，然后再去考虑明天需要面对的事情，这才是智者所为。

就像有的人，整日担心着未来还没有发生的事情，并且设想着万一以后发生什么事情，该如何面对等问题，因此愁肠百结；还有的人，身体本来挺健康的，可总是担心自己以后会得什么病，因此心事重重；而有的人因为特别看重自己的事业，总担心将来可能面临失业或破产的问题，以致于自己的心灵总是笼罩着一片难以挥去的乌云……

他们都忘记了一个道理：活在当下是最美。《大学》有云："苟日新，日日新，又日新。"美国一位活到近百岁的著名医学家，他的长寿秘诀是：活在当下，今日最好。他说："何必为明天忧虑哪，谁都不可能预测还没有发生的事情，除了上帝。所以预支未知的烦恼，不但对未来无济于事，而且还使今天活得不快乐，那又何必。"另一位作家也说过："就算明天可能会有不幸降临，那也没有必要在今天投注太多的烦恼。"

■ 预支未知的烦恼，不如扭转心态，快乐面对。

公园里柳树下的竹椅上，坐着一个年轻的女孩，她在这里愁眉苦脸地坐了很久了。这时，一位老婆婆信步走到竹椅边，挨着女孩坐了下来。

老婆婆看着身边的女孩，热情地问："姑娘，这么好的春色，你不好好欣赏，怎么满脸不悦呢？"

女孩慢慢地扭过头，漫不经心地说："没什么，只是有一些心事，难以解开。"

老婆婆仍笑意盎然地说："年纪轻轻的，能有什么解不开的心事啊？想开点就好啦？"

面对老婆婆热心的安慰，女孩似乎找到了倾诉的出口，无奈地说："遇到点麻烦事，心情不太好。"

老婆婆看到女孩有倾吐之意，于是说道："如果不介意，可以和我说说，也许我还能帮你出出主意。"

女孩看着老婆婆温和的笑容，心无芥蒂地说："昨夜接到妈妈的电话，说有急事要我回去，问她有什么事，她坚持说见面详谈，我已经买好了明天的飞机票，可是我实在等不到明天了，我现在心急如焚，不知道明天见面后妈妈会和我谈什么事情。"

老婆婆听后笑了："这有什么可担心的呀？见了面不就什么都知道了吗？"

女孩说："妈妈一般很少这样急促地催我回家，肯定是出了什么大事，或者家里发生了变故，也许怕我担心，所以电话里不便谈。"

老婆婆笑出声："你一个小姑娘，怎么那么多想法，也许事情没你想得那么复杂，是你想得太多了。"

女孩叹道："我心里特别着急，总有一种不祥的预感，唉，你是没遇到我这样的事情，所以就无法理解我现在的心情，你如果是我，也是

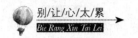

一样的。"

老婆婆依然笑着说："你怎么知道我就没有担忧的事呢？"说着，老婆婆拿出一份病历检查单，"刚才我去医院做体检，医生说发现我的肺部有一个不明肿瘤，有可能是癌细胞，让我明天去医院做一个详细的检查，还不知这个硬块是良性的还是恶性的。"

女孩听后很震惊，疑惑地问："看您怎么一点都不担心呢？"

老婆婆回答："怎么可能一点都不担心啊，可是担心又有什么用呢？医生还没有给我判死刑，我干吗自己吓自己啊？再说，真是肿瘤，现在急也没有用啊。"

女孩不禁对眼前这位慈爱的老婆婆生出几丝钦佩来。聊着聊着，已近黄昏，女孩临别与老婆婆互换电话，表示以后有时间常联系。

几天后，女孩给老婆婆去了一个电话："谢谢您，婆婆，我现在在老家，正像您说的一样，家里一切都好，妈妈只是想我了，要我回家住两天。您的病查得怎么样啦？"

老婆婆笑声爽朗："和你一样，我这边也一切都好，检查结果出来了，是良性的，吃点药就没事了。姑娘，以后可别提前为自己预支烦恼了，不划算。"

女孩连声说："嗯、嗯、嗯……"

预支烦恼，就是"自寻烦恼"。心灵的很多忧愁都是一种自我绑索，是对自己心力的无谓消磨，是自己为自己设置的虚拟陷阱。所以，请不要为你的人生，预支烦恼！

■ **把未知的快乐拿到现在提前来享受，这才是聪明的活法。**

生活中的我们往往以为人生的烦恼可以预支，这样可以免去很多后顾之忧，将来可以过上彻底的、自在的、无忧无虑的生活。然而，人生的很多事情都是充满变数的，过早地预支烦恼，只会让自己的心灵疲惫不堪。这样，不仅令心灵备受煎熬，还会侵蚀我们的信心，让我们对生活不再积极乐观，最终与现在和未来的幸福都擦肩而过。

预支烦恼的时候，正是透支生命的时候。而怀着未知的忧愁度过每一天，只会让烦恼越积越多，实际上，真正的聪明人，懂得等烦恼来了，再去慢慢解决，所谓"车到山前必有路"大抵就是此意。

况且，明天的烦恼，有时候只能在明天解决，今天又如何解决得了；更重要的，心灵中描绘出来的烦恼远远比真正要面对的烦恼要可怕得多，何必自己吓自己。只有让心灵多一份豁达和坚强，在困难出现时，才可以冷静地面对它，理智地解决它，这比什么都重要。

预支未知的痛苦和烦恼，是一种心灵的负累。不如换一种心态，换一个角度，转身去预支明天的幸福与快乐，把未知的快乐拿到现在来提前享受，你的生活就多了一倍的快乐。

心灵说，
浮躁不如等待

人生如醇酒，时间多了，酒香自然飘散出来。人生阅历也是如此，只有慢慢等待，慢慢积累，火候到了，希望自然指日可待。心灵因为等待，而变得轻盈，变得沉静。这应该成为一种人生态度。

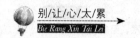
■ 正是因为有了等待，心灵才有了缓冲和思考的空间！

养过蚕的人，也许都经历过"破茧成蝶"的瞬间，蚕吐出丝将自己层层缠裹，最后盘成一个洁白圆润的蚕茧，几天之后，蚕蛾会在蚕茧上咬一个洞，并从中欢快地飞出来。这就是等待破茧成蝶的幸福。

基督教中被钉死在十字架上的耶稣，为了背负人世间的所有罪恶和仇恨恩怨，全然不顾自己的安危，在肉体经受巨大的痛苦和折磨后，在漫长的等待中，用自己的血换来了人类的平安。这是等待生命重生的幸福。

心灵说，浮躁不如等待。正是因为有了等待，心灵才有了缓冲和思考的空间！

生活中，不难发现一些浮躁迷茫的人，他们在经历某件事情时表现出极度的焦急，"我该怎么办"，是他们常常挂在嘴边的一句话。他们之所以如此惶恐不安，就是不懂得等待的智慧，不相信等待的力量。

人生就像一场旅行，每一个驿站都有着不同的风景，有春暖花开的胜景，也有风狂雨骤的阴霾。这就需要我们练就一番等待的功夫，等待烟消云散，柳暗花明的美好转变。

只要你懂得感悟生活，你就知道等待其实是一个幸福的过程，孩子等待成长、少女等待爱情、母亲等待孩子降生、父母等待游子归来……等待里藏着幸福，不是吗？所以，等待也可以是如此甜蜜的，不懂等待的人却总觉得等待是一份煎熬；等待也可以是如此美妙的，不耐等待的人却总觉得等待是一份痛苦。

■ 等待是重见希望的必经之路。

有时，等待也是一种无奈的坦然和智慧。

一百年前，大西洋上一艘巨大的豪华游轮——泰坦尼克号，在进行她的处女航时撞上了冰山。每当一艘救生艇被放到海面，妇女和儿童都会迅速而井然有序地登上救生艇，所有的人都在默默遵守着这一点，没有一个人为了逃命而争抢着挤上救生艇。剩下的一千五百名乘客听着乐队的演奏，在美妙的音乐声中等待着死亡。面对生死抉择，许多人坦然得让人难以想象，一位富翁居然穿上华美的礼服，"就算死，也要死得有模有样"；一位老太太竟然在关键时刻把救生艇的座位让给了一个带孩子的母亲……这些人都是如此坦然地等待着死亡。这份等待，因为多了几分美好的人性，因而也多了几分夺目的光芒。

等待是心灵必不可少的成分，少了它，在生活的现实面前，我们只能心急如焚。就像遭遇海难的泰坦尼克一样，救生艇是有限的，那些不能上救生艇的人们，沦陷于茫茫大西洋中，不坦然等待，又能怎样？与其在焦虑中惊恐而死，不如在坦然快乐的等待中微笑而亡。

听上去似乎有些悲壮，但是，这无疑是从另一个角度告诉我们：等待是一份豁达的情怀，是一份渴望的延续，是一份心灵的回旋。等待的心情有时是复杂的，时而充满希望，时而又会萌生失望，有如愿以偿的预期，也有无法承受的结局。等待是每个人都要经历的人生课题，目睹着一场场缘分的来来去去，心灵也在等待中变得坚强。

每天，我们的生活都在变化着，十年河东，十年河西，只要知道自己想要什么，然后持之以恒地坚持、努力，耐着性子等待，就有可能等到梦寐以求的东西。如果你真的走到了人生的某个困境中，特别是心浮气躁的时候，更需要等待，耐心地等待。因为，天将降大任于斯人也，必先苦其心志，唯有在等待中，才能体会到苦尽甘来的惊喜，春天的温暖才能真切地靠近我们。等待，是重见希望的必经之路，是现实与梦想

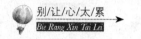
两者之间彼此联系的纽带。

■ 等待最害怕的是浮躁的心。

有两个士兵在沙漠中迷了路，他们已经不吃不喝好几天了。唯一伴随他们的就是一把枪，还有枪支里的五发子弹。就在他们饥渴难耐的时候，士兵甲提议去找水喝，并且告诉士兵乙每隔一小时开一次枪，好让他在找水的途中不至于迷失方向。

士兵走后，时间一秒一秒地过去，士兵乙一直在等待，当四颗子弹都发完，就剩第五颗子弹时，士兵甲还是没有回来，士兵乙有些绝望，他想：甲也许找到水源后就自己离开了；也许他体力不支，晕倒在半路了；也许是……乙越想越绝望，再也等不下去了，拿起枪将最后一颗子弹射进了自己的胸膛。偏偏就在这时，找到水的甲正随着枪声赶了回来，当他赶到乙的身边时，看到的却是一具尸体。

其实，仅仅只需要再等一分钟，就能看到生的希望。

透过这个故事不难看出，学会耐心等待，是多么重要。心灵，就是因为有了等待，才有了思考和休憩的空间。在刘备三顾茅庐前，诸葛亮虽有旷世之才，却未被赏识。若是常人，想必或是终日苦闷，或是玩世不恭，或是自暴自弃。然而诸葛亮却常常以"淡泊明志，宁静致远"的心态为戒。心境平和淡定，潇洒豁达，一句"大梦谁先觉，平生我自知"表达了他自由而自信的性情。最终，诸葛亮等到了刘备的赏识，完成了自己平天下的心愿，然而这一切的一切，都离不开他经得住等待的耐性。

等待，最害怕的就是浮躁的心，浮躁总是让我们奢望立竿见影，让我们太急于求成。其实一个真正成熟、智慧的人懂得等待，而一个懂得等待的人必定有深沉的内涵和宽广的胸怀。懂得等待的人行事深思熟虑，绝不会草率鲁莽，所以他们更容易在冷静中把握命运的脉搏。

等待不是无所作为，等待不是好高骛远，等待不是不切实际，等待不是异想天开，等待不是守株待兔。真正的等待，是在属于自己的生活中，做着自己该做的事情，尽着自己该尽的责任，等着自己该等的人和事。

如果可以用诗意的语言来描绘等待的样子，那一定是雨后的一道彩虹，春日里的一抹朱红，窗外柳枝上的一片新绿……而等待中希望的色彩，不正是阳光的灿烂、春天的嫩绿、彩虹的斑斓吗？这不正是我们生命当中温馨阳光的元素吗？

心灵因为等待，而变得轻盈。这应该成为一种人生态度。

太多的不知足，
让心灵变得沉甸甸

> 人生，做到知足，必会心轻如燕。唯有知足，才能懂得去享受生活，而又不拘泥于形式，因为心不被各种欲念左右，所以生活便不再沉甸甸。知足者，贫穷亦乐；不知足者，富贵亦忧。

■ 拥有一颗知足的心，才能真正拥有宁静的生活。

托尔斯泰曾经写过一个颇具寓意的小故事：有这样一位农夫，每天早出晚归地耕种着一片收成很小的田地，生活极其拮据。上帝看到后很同情这位农夫的境遇，于是告诉农夫，只要他努力地向前跑，凡是能跑

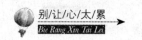

到的地方都可以归他所有。于是，农夫为了得到土地便拼命地往前跑。就算跑累了，他也不愿意稍作歇息，因为他想得到更多的土地。后来，他最终因为不知足的贪念，精疲力竭，倒地而亡，不但没有得到土地，而且丧失了性命。

现代社会物质生活日益丰富，充满着各种机会，原本以为这样的生活可以让人更多地感受到幸福，可很多人却觉得自己离幸福越来越远了。究其原因，就是因为我们失去了知足的心。因为不知足，就永远不能体会被满足的快乐，心失去了满足感，就会出现缺失感。因此，拥有一颗知足的心，才能真正拥有宁静、喜悦、幸福的生活。

无休止的奢求和欲望，会腐蚀心灵的快乐感，让人不由得心太累。老子也说过："乐莫大于无忧，富莫大于知足。"诗人杜甫在《漫兴九首》中写道："莫思身外无穷事，且尽生前有限杯。"虽是寥寥数语，却道出一种人生真谛，点出"人生一世，草木一秋"的处世心境。如果人人都能有一颗知足心，那么世间便会少了许多为欲纠缠的心灵、为利奔波的身影。

知足，其实就是一种心境。正像台湾漫画家蔡志忠所说："人生就像是两种橘子，一种橘子又大又酸，一种橘子又小又甜，拥有大橘子的人抱怨橘子太酸，拥有甜橘子的人又抱怨橘子太小，真正知足的人，会因为小橘子是甜的而深感庆幸，也会因为酸橘子是大的而满怀感激。"

由此可见，知足其实就是心灵的一种宽厚，一种豁达，一种气质，一种修养，一种风度。知足，与物质无关，与心态有染，全在于自我内心的境界。

■ 有了知足，就有了幸福快乐的能力。

在一条街道的尽头，有一对卖煎饼的夫妻，他们起早贪黑在这里做生意，风雨无阻。每天晚上收摊时，夫妻两人都会在一起算一下一天的收入，看看今天赚了多少钱。每当他们发现今天赚得比昨天多时，他们就会心花怒放，相拥而笑，满足地感激上天的眷顾，让他们的辛苦劳动能够得到适度的回报。

而在同一个城市的一幢摩天大楼里，也是在同样的这个傍晚，一对拥有上亿资产的富翁夫妻在家中双双自杀了。他们轻生的原因很简单，仅仅是因为生意资金出了些问题，其中的一个公司有可能面临破产，他们承受不了这样的经济损失，于是选择以死亡的方式来逃避现实。

其实，这对富翁留下的房产若兑换成人民币，完全可以供这对卖煎饼的夫妻生活好几辈子了，但是他们的不知足，让他们选择了死亡。

同样是面对金钱，两对夫妇的心态却是完全不一样的。卖煎饼的夫妇，为了一点点微薄的收入便可以心满意足；而那对有钱的夫妇却因为一点点资产的损失，选择了死亡，使得生命在不知足的贪欲面前，显得那么的微不足道。

其实，心灵的快乐感，与金钱和物质无关，物质只是生活的基础，却不能换来幸福的心境，也无法获得真正的心灵自由。而当一个人懂得知足，对生活中的一切都心怀感念时，你会发现，生活的本来面目其实是温暖和幸福。

所以，心灵要学会触摸知足，因为有了知足，就有了幸福快乐的能力。知足，首先要明白自己想要的是什么，懂得自己应该要什么不应该要什么，不过分追求不切实际的东西，保持一颗平常心，就会拥有心灵的自由。生活就是在追逐理想的过程中缓慢地向前进，对自己所从事的事情量力而行，在追求中升华自己，学会知足。

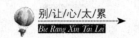

■ 人生，做到知足，必会心轻如燕。

知足的心会让我们在喧嚣浮华的生活中建立一种良好的状态，坦然地面对复杂的环境。知足就是对已经拥有的倍感珍惜，对未来的追求依然孜孜不倦，这种状态，其实就是一种活在当下，期待明天的良好心境。这样，我们就会以一颗感恩的心去对待现在的生活，并怀着憧憬的进取心去打造更加幸福的未来。因为知足，于是生活便不再斤斤计较，人生便不再患得患失，心灵自然也会轻装上阵。

常言道：比上不足，比下有余。比较，要找对角度和目标，比上是和我们心中的理想目标比，比下是和我们现实生活的状况比。很多时候，理想和现实总是有差距的，而理想往往又是远远高于我们的现实的，于是理想的落差就成为我们心灵沮丧的根源。而比之下，就是一种面对现实，寻找满足的心态，这就是我们前面说的"知足常乐"。这种方式，实际应用起来还是很奏效的，就比如：当桌子上只剩下半杯水的时候，不要心怀不满地说，"只剩下半杯水了"，而应该认为，"多好啊，居然还有半杯水哪"。知足感在于你的发掘，关键是看我们看问题的角度。

知足是一种生活的智慧，因为知足的人总能发现生活中最美的瞬间，他们更懂得享受现在。知足的人不会在失落的痛苦中迷失自我，因为他们对每一个获得都心怀惊喜。知足的人总能以正确的心态面对宠辱得失，"不以物喜，不以己悲"，也正是因为这份豁达，他们才能看到别人无法看到的机遇。知足无疑是一剂心灵的良药，能帮助我们在纷繁嘈杂的生活中找到真正属于自己的位置。

知足者，贫穷亦乐；不知足者，富贵亦忧。

第三章

心灵足够宁静，
生活便足够"清静"

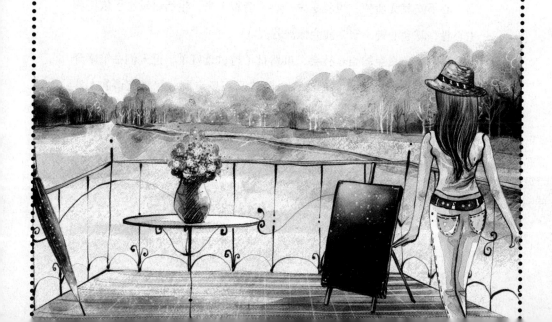

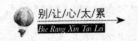

 # 心不静就不安，
心不安就无所依

心灵的宁静，是一种明了一切却不去道破的境界。这个世界上没有永恒不变的事物，无论身处的环境发生着怎样的变化，能以不变应万变，才是一种真正的宁静，这种不变，就是心灵的宁静。

■ 回归心灵的宁静，才能活出轻松的人生。

老子说过，万物生于静归于静。庄子也认为"天人合一"、"清静无为"，在庄子看来，真正的生活应该是自然的，因此不需要去刻意地追求什么，规范什么，而是要放下什么，忘掉什么。

这种修心养性的理念，都无不以炼静为切入点。一个人心不静就不安，心不安就无所依，也就是说，心不能静下来，生活就没有了依托和主心骨，就会心神不宁，就会怅然若失。

物质急速发展的当今社会，虽然日子越过越好了，但人们在忙碌奔波的日子里，或为经营家庭事业，流连于职场应酬，觥筹交错的人群中；或为举杯浇愁，沉湎于酒吧歌厅，网络游戏的寻欢作乐中；心灵的空间充满了喧嚣嘈杂，很难再有片刻的宁静。因此，"心太累了"已成为人们发自内心的倾诉。活出轻松的人生，回归心灵的宁静，已成了整个时代的需要。

■ 为什么人们的心灵需要静?

静能消除烦心的杂念，宁静以致远，静可以让人专注地做事，将人的智慧能量、创意灵感全部调动起来。

静能使人心明神清。面对浮世繁华，人情冷暖、名利追逐，琐事缠身，人们难免因压力而心境失衡。如果不懂得给心一个忙里偷闲的空间，不适当调整放松一下自己，就很有可能心力交瘁。所以，与其让心被琐事充斥倒不如先静下心来，给自己一个缓冲的空间。

修身养性，离不开宁静。人的一生，有太多的牵挂和纠葛……每每想到此，心灵就无法拥有真正的平静，也很难在现代生活中体会"采菊东篱下，悠然见南山"的闲散，要做到"心远地自偏"更非易事。其实，活出宁静，不一定要身处清静的环境，关键在于一份清静的心态。

感悟生活，需要宁静。人好像是一种离不开鲜花掌声的动物，每每沉浸在歌舞升平的繁华热闹中时，心难免会陶醉于这种浮华。但热闹过后，常常让人生出人去楼空的冷清和失落。所以，只有保持荣辱不惊的宁静心灵，才能保持淡定，踏实地享受生活。

在情感世界里不能少的还是那一份宁静。爱不可能永远都是轰轰烈烈的，爱到极致是平淡，太狂热的爱可能会灼伤彼此，唯有冷静平缓的爱，才能长久美好。所以，永恒的情感需要我们保持一种淡然清静的心境，守住一片温馨的宁静，爱得明晰，爱得清醒，爱得果断，这样，才能把握好情感轨迹，爱也将从此变得更加纯净。

■ 宁静的真意是以不变应万变。

宁静如此美好，自然是很多人梦寐拥有的心灵境界，于是古往今来，无数人纷纷寻求却终未遂。殊不知，真正的心灵的宁静，是一种明

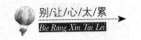

了一切却不道破的境界。无论身处的环境发生着怎样的变化，以不变应万变才是一种真正的宁静，这种不变，就是心灵的宁静。我们可以从下面两个画家的画面中来感悟其中的意境。

两个画家打算用"静"作为主体来作画，他们按照各自的想法进入了构思之中，不久之后，他们的作品完成了。

第一位画家的画面是这样：整个画看上去很静谧，一片碧蓝的天空下铺满金黄的稻田，画面向远处无尽地延伸，感觉没有一丝风动和嘈杂，道旁的垂柳，轻轻地俯向大地，似乎有一种轻柔的依赖之意，从整个画面看来，平静得让人不忍呼吸，果然是把"静"描绘得淋漓尽致。

第二位画家也展开了自己的画面：画面的主题是一道陡峭的山崖，山崖的顶端是一道湍急而下的瀑布，瀑布直泻而下，看上去来势汹汹。而在瀑布经过的山半腰上，生出一株突兀的小树，在水势的冲击中摇摇欲坠，而就在这危机四伏的小树上，凌空搭着一只鸟巢，鸟巢里有一只可爱的雏鸟，它安静地闭着双眼，沉沉地睡着，瀑布轰隆隆的响动，以及晃动的小树，雏鸟浑然不觉。

第一位画家看着这幅特别的画，被小鸟那种处动犹静的境界感动了。他真诚地对第二位画家说道："我用笔描绘的是一种环境，你却能描绘出一种心境，你比我高明。"

这位画家的话，阐述了宁静的真意，外界的环境再精美，也无法与心中的宁静媲美。只要你拥有了心灵的宁静，无论身在何处，都能保持心态的淡定和轻松。洪应明在《菜根谭》中所说的"宠辱不惊，闲看庭前花开花落；去留无意，漫随天外云卷云舒"即是一种宁静人生的再现。

这种宁静的心态，可以抵御世间的一切烦躁与诱惑。

诸葛亮《诫子书》里有一句耳熟能详的名句："淡泊以明志，宁静以致远"。现代人在身不由己的压力中，大多都怀着"心有余而力不足"的无奈，诸葛亮的 妙语良言则如细雨般沁人心脾。人生活在种种无奈和不得已中，唯有保持心灵的宁静，才能在日月的变迁中，享受到人生的自然之美，也能使被世俗污浊的心灵重获净化和新生。

保持心灵的宁静，是对生活的一种释怀心态。因为有了宁静，所以我们的心灵才多了几分安宁的空间，让我们有更多的机会去享受生活的乐趣。

保持心灵的宁静，是一种生活的智慧。它可以使人体验脱俗的境界，使人在世事中多了一份冷静应变的能力，使人知道自己该做什么，不该做什么。使人在"理性的淡定"与"感性的宁静"中，达到"优雅"与"致远"的美好境界。

那么，就让我们释放心灵的喧嚣，用飘逸洒脱的笔触去描绘脚下的人生画卷，用宁静的心态去享受人生的漫长路程，让自己的心灵逍遥于生活的每一个寒来暑往之中。

与世不争，
就是无欲则刚的智慧

把看似不可缺少的争夺稍稍放松一些，你会发现，天地变广了，人心变宽了，道路变直了，笑容变美了，真诚变多了，热情变浓了，情感变深了，爱意变厚了，一切都变得轻松而美好了。

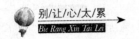

■ 保持一颗不争的心灵，就是最好的宁静。

英国诗人兰德说过一句话："我不想和任何人争，我也不屑和任何人争，我爱自然，我也爱艺术；我烤着生命之火取暖；火熄灭了，我也该走了。"

多么洒脱的言语，这就是一种不争的境界！

一位老师问他的学生："人生最美是什么？"学生一一回答：爱情、财富、能力、健康……老师听后颇有深意地说："你们忘记了人生最重要的一课——心灵的无争，没有它，生活就会变成一种负累。"

争，就是一个充满纷扰的字。这个世界之所以充满喧嚣，争吵，嫉妒、摩擦，怨恨，尔虞我诈，都是因为一个"争"字。争名誉，争利益，争地位，争爱情，争财富……争得乌烟瘴气，原本海阔天空的心灵，最后只剩下自私的拼杀。仔细想来，生活若真是被"争"字占据，那还有什么轻松可言？

街道边上一个不起眼的胡同里，住着一个卖肉的屠夫，由于附近居民拆迁，客人越来越少，他的生意自然也越来越冷清。但是他似乎不在乎这些，依然以他自己的方式经营着，人坐门口的藤椅上，猪肉摆在门外的桌子上，不吆喝，也不收摊。路过的人都看到，他经常躺在藤椅上，手拿一把扇子，悠闲地看着报纸。

他不在乎生意的好坏，只要能天天扇着扇子，看着报纸，就知足了。他年纪大了，最大的满足就是安安稳稳地过日子。

一天，店里来了一个买肉的古董商，无意中看到了屠夫手中的扇子，因为那把扇子古朴典雅，器宇不凡，看上去极其特别。于是古董商向屠夫要来扇子，仔细地端详了起来。

古董商看后惊喜不已，他认出这把扇子是明代名家真品，有着极其珍贵的收藏价值。于是便急切地告诉屠夫，打算以十二万的价格买下它。屠夫听后很意外，但他没有答应，因为这把扇子是他的祖父留下来的，伴随着他们祖祖辈辈好几代人了，他实在不忍心卖掉。

可是，当古董商走后，屠夫有些心神不宁了。看着这把价值不菲的扇子，他心里失去了往日的平静。当周围的邻居知道他有一把明代古扇时，也都纷沓而至，来欣赏他的宝贝，有的甚至开始把他当成富翁，吹嘘不已。他的生活失去了往日的悠闲宁静。

后来，当古董商再次登门，并将十二万现金摆在屠夫面前时，屠夫忍无可忍，当着众人的面，把扇子撕了个粉碎。

如今的屠夫，依然悠闲地躺在自己的藤椅上，边摇纸扇边听广播，据说他已经是一位百岁老人了。

每个人的一生都要面临世俗的诱惑，如果都能像老屠夫一样，在诱惑面前保持一颗不争的心灵，一切自然会归于宁静。

■ 不争的智慧，就是争该争的。

不争的心，能让生活的纷杂和浮躁慢慢沉淀，免去很多冲动、莽撞、荒谬、狂妄、浮躁。不争是一种淡然的修养，一种宽广的境界。因为，安之若素往往比心焦气躁显得更加富有智慧。

不争的心，能淹没人世的喧嚣，顷刻间，万噪俱寂，纤尘不染。

不争更是一种智慧，不争里有争，争里也有不争。关键是看该不该争，值不值得争，争要争什么，怎么争。争的心态不同，争的境界也不同。有人只为真善美而争，争得有底气，争得让人肃然起敬。这样，就算一辈子也没有争出个是非曲直来，但是也算活得有意义了。

争的方式是各不相同的，有明争，也有暗斗。明争者，无论争夺的

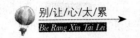

东西是不是值得，但他的方式还算光明磊落；而暗斗者就不一样了，看上去好像与世无争，实则和人暗中较劲。暗斗的方式往往带着一些阴险卑劣的手段。争不过人家的时候，可能还会栽赃陷害、造谣生事，到头来，磨累了自己，伤害了别人，实在是得不偿失。

有的人一辈子苦苦争夺，到头来才发现，是为了一些没必要争的东西，更是一些根本不可能属于你的东西。譬如，有人爱慕虚荣，做事总是在意个面子，于是费尽心机去和别人争面子：看见别人出国捞金，于是也到处借钱出国，哪知在国外刷了几年盘子，又狼狈回来，只是为了混个海归的名气；还有的人，不漂亮想漂亮，漂亮了想更漂亮，于是倾其所有，买昂贵的护肤品，花高价整容，到头来容没整好，反倒整出一脸的疤痕，真不知是为哪般啊。

俗话说，是你的就是你的，就算别人争去了，也不过是暂时的，迟早还是会回到你的身边；不是你的争也争不来，就算争到了也不会长久。所以说，顺其自然的人生是最美好的。

不争，需要心胸开阔，心宽路就宽；不争，需要把成败看淡一些，淡定就会知足；不争，需要豁达、洒脱，需要无私。

很多时候，财富争到手了，幸福不见了；名利争到手了，平静不见了；成功争到手了，快乐不见了；利益争到手了，安心不见了。也就是说，你处心积虑、绞尽脑汁、拼死拼活争到手的，不是幸福美好，不是平安踏实，更多的是烦恼忧伤，以及疲惫不堪的身心……

生活中，把看似不可缺少的争夺稍稍放松一些，你会发现，天地变广了，人心变宽了，道路变直了，笑容变美了，真诚变多了，热情变浓了，情感变深了，爱意变厚了，一切都变得轻松而美好了。

不争，则是人生大美。

学会原谅，
让自己心安理得

学会原谅吧，去善待那些<u>伤</u>害过你和你所伤害的人吧，原谅别人是一种人生跨越，原谅自己是一种人生的升华，原谅一切可以原谅的事情，学会了原谅你会发现，你的心灵轻松了、通透了、快乐了……

■ 学会原谅，你就会为自己疲累的心找到出口。

有人问上帝："世人辱我、骂我、欺我、哄我、骗我、伤我、害我，我该怎么办？"上帝说："你只管爱他、宽他、容他、让他、由他、敬他、不要理他，然后再回头看他，那时，你已不再恨他，他也不再对你不敬。"

这就是最好的原谅之心。

人的一生中有太多的不顺心，有太多的遇人不淑，如果你不学会原谅，心就会变得负累沉沉。原谅是一种宽容的情怀，是一种人际和睦的调味剂，是一种相互理解的纽带。原谅就像是喧嚣闹市里的一缕清风，让人在争名夺利的脚步中找到了停靠的理由。

原谅是什么？原谅自己，并不意味着没有原则的自我放纵；原谅别人并不代表着一味的妥协让步；原谅生活并不是不在乎生活。原谅，就是释放自己的心灵。当你试着去原谅身边的一切时，你会发现自己的视野一下子变宽了，内涵也很快提升了，甚至整个人都变得轻松愉快、自

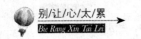
信倍增了。

所以，当朋友的一些做法伤害了你，当家人不理解的误会委屈了你，当生活中的事情不能尽如人意时，就应该学会原谅，这样就会为自己疲累的心找到出口。

伤害的出现，其实无伤大雅，不过就像是被一只盘旋在头顶的蚊子不经意之间叮咬了一下而已。此时，你是愤怒地追杀蚊子，还是如温顺的黄牛一般用尾巴轻拂而去呢，关键就在于你心灵的修为。

马克·吐温说"当你的一只脚踩到了紫罗兰的花瓣时，它却把芳香留在了你的脚上。"这就是紫罗兰的原谅和宽容。很多时候，不原谅，还是源于自己内心的狭隘、自私及冲动。所有的不原谅，都会使我们的心灵痛苦疲惫，因为不原谅让我们心中常存着记恨之结，常背着曾经的包袱不能扔下，近而影响了享受现在、憧憬将来的心情。

有一次，爱迪生制作了一个新灯泡，这是他冥思苦想了很久的研究成果。随后，爱迪生将自己的小学徒叫了过来，嘱咐他将这个灯泡拿到另一个实验室去。这名学徒小心翼翼地捧着灯泡，慢慢地走出了实验室，唯恐手里的灯泡掉到地上。但他越是担心，就越发紧张，最后当他马上就要走进另一个实验室时，灯泡真的掉在了地上。

爱迪生并没有因此而对这个学徒不依不饶。过了几天，爱迪生又花了几天的精力重新制作出一个灯泡。做完后，爱迪生不假思索地将它再一次交给了那个上次打破灯泡的学徒。这一次，这个学徒终于顺利地把灯泡拿到了实验室中。

爱迪生的助理们看后很费解，问爱迪生："你原谅他就已经很不错了，为什么再一次将灯泡交给他呢？万一再摔了可怎么办啊？"爱迪生说："原谅之后，如果还是缺乏信任，就不是真的原谅。"

看来，原谅只是第一步，再次信任才是关键！

▣ 人的一生至少要用宽容的心原谅四个人。

首先，要学会原谅自己。在这个世界上，你所做的事情，不可能得到每个人的认可。当你因为失败而自责时，心灵就会变得悲观，于是你的错误会频繁出现，所以要宽容自己，让一切重来。原谅自己不能收获爱情，原谅自己不能事业有成，原谅自己不能才貌双全，原谅自己不能富甲天下……太苛求自己，只会使心灵丧失自信和自由，只有放下自我苛责的包袱，给自己解压，人生才会有更多的机会。

其次，学会原谅你的敌人。有竞争就有对手，特别是面对现今竞争激烈的社会，难免会有你争我斗的时候，这些对手们有可能会在背后议论你，或者当面诽谤你，就算你与世无争，可遇上了这样的人，你该怎么做？要知道，与其让自己与对手针锋相对，斗个你死我活，倒不如以一颗潇洒豁达之心对待此事，因为你的愤怒只会让你的心灵更加纷扰，你应该感谢你的对手，是他的狭隘衬托了你的宽厚，是他的伤害让你更清楚你想要的幸福是什么。

再次，要学会原谅你的朋友。朋友因为亲密，所以伤害更大。可朋友的伤害一般都是无心的，或是因为一时冲动，或因为他有难言之隐。当你无法原谅他时，想一想他曾经给过你帮助和快乐，你就能豁然面对了。原谅别人，是为了让彼此退一步天地宽，要知道给别人也给自己一条退路，可能会有更加意想不到的收获。原谅别人是一种高远的胸襟，吃亏并不代表妥协，因为原谅要比仇恨来得轻松！

最后，别忘了学会原谅生活。生活是多变的，它总是喜忧掺半的。它让你幸运幸福的时候，也会为你添加一些酸甜苦辣咸。假如你不能原谅，就无法承受，后果只能是累了心伤了身，受尽煎熬。

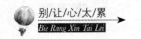

■ 学会原谅，是为了释放自己。

原谅来了，心就不累了。为何要让那些爱恨交织扰乱我们的心灵呢？为何还要将那些不懂的欣赏而远离你的人还留在你的记忆中呢？学会原谅吧。

学会原谅，是为了释放自己的心灵。不原谅而生气是一种自我折磨，而报复是一种彼此伤害。如果我们的心被无法原谅的气忿占据，愤怒就会洋溢在我们的身体和言语中，我们的脸色也会变得极其难看，这些只能伤害我们自己，而对心中的"敌人"没有任何影响。而当我们采取报复的方式时，我们的人生也从此开始了"明争暗斗"的恶性循环，报复是一把可怕的双刃剑，在报复中没有真正的赢家，只有怨怨相报没有终了的伤害。所以，在不违背原则的事情上，不妨学会原谅吧，《圣经》中有一句话，"柔和的方式能折断骨头"，可见，温和的原谅比愤怒的报复更有力量。

学会原谅，实在是一种智者之为。在伤害面前，如果你选择原谅，你不但不会失去尊严，还会收获更多的惊喜。首先，原谅的心，可以有更多的空间来容纳一些更有意义和价值的事情，不至于将时间和精力浪费在无谓的仇恨与报复中。其次，原谅可以免去很多的羁绊，使我们有更大的心胸和气度，去包容身边的人和事，我们就不会为自己处处树敌，以致于让自己与身边的人筑起一道道围墙，失去了和睦的人际关系。

很多时候，有幸福感的人，都是比较容易原谅别人的人。也许正是因为他们这种不计较得失的心，才使他们真正拥有了这种宁静豁达的人生吧。原谅，是一切怨恨获得释怀的出口。

学会原谅吧，去善待那些伤害过你和你所伤害的人吧，原谅别人是一种人生跨越，原谅自己是一种人生的升华，原谅一切可以原谅的事情，学会了原谅你会发现，你的心灵轻松了、通透了、快乐了……

"低唱浅斟"
比唱高调来得更加轻松

> 无论什么时候，都要学会把自己的心态放低，即使"会当凌绝顶"，也应该有一种低到尘埃的谦逊，唯有这样，你的心才能平静地欣赏到沿途无限美好的风光。低调做人无论在生活、工作还是家庭中，都是一种进退适宜，看似平淡，实则高明的处世智慧。

■ 低调做人正是蓄势待发的厚积力量。

有人问苏格拉底，"天与地之间的距离是多少？"他不假思索地说，"三尺。"听者感觉很奇怪，"怎么可能，人的身高一般都是五尺，天地的距离若只有三尺，那人岂不是真要顶天立地了？"苏格拉底说，"所以，人要想站立在天地间，就要放下高姿态，学会低头啊！"

这是苏格拉底极为经典的一段人生哲理，学会低调也是一种能力。有时，只要你能放下自己的高姿态，或许我们眼前的人生路就会走得更加轻松。

林肯是在美国历次竞选总统中，唯一凭借低调胜出的人。在参加竞选前，经常坐在马车上周游于乡村郊野，愉快地和当地的选民们交谈："我不在乎自己有多少资产，我也没有什么资产，唯一的资产就是我的

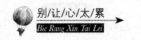

妻子和孩子，此外，还有一间见证我工作热情的办公室。我是一个穷光蛋，但是我有你们，你们就是我最宝贵的财富。"

林肯因为这种低调的淡定和淳朴，赢得了人民真诚的拥戴，顺利地成为美国第十六任总统。

低调就是谦虚不张扬的意思；而张扬是指高调声张。低调是一种生活的状态，是谦恭有礼却不卑不亢的魄力，是俯瞰尘世却平和淡定的修养，是退居三舍却心怀大志的高远。掌握这些原则，你就真正明白了低调的真谛。低调做人正是卧薪尝胆，蓄势待发的厚积力量，低调做人正是积雪覆盖的雪莲花，待春日到来，必定会含苞吐蕊，馨香无限。

■ 太饱满的麦穗，如果总抬着头，是很累的一件事情。

低调是一种姿态，更是一种修为。低唱浅斟，淡泊轻盈，该是何等的安宁平静。低调是在生活的纷扰和诱惑面前，一种心底深处不为其所扰的轻松，这样的状态才能使自己不被虚荣所累，既会生活，又不被生活囚禁；拿得起，又放得下。

低调也是一种睿智。一个真正自信、有能力的人，才敢于用低调宣示自己的真本事，因为他相信自己的实力，完全不用高调声张地来证明什么，所以也自然不会在乎将自己放低一点。因为他懂得，太饱满的麦穗，如果总抬着头，是很累的一件事情。

从美国留学归来的他，进了一家带有国企成分的小公司，现在的海归满天飞，也不稀罕了，所以，很多人认为，能进到一家国企小公司工作也算不错了，至少不会成为海待。

他是个很简单的人，按时上下班，绝不迟到早退。和同事相处也很和睦，人缘极好。他有着北京人特有的幽默，走到哪儿都能给大家带来笑声。他的衣着很朴素，每当谈起自己的留学经历也常常自嘲不学无术。他和所有来广州打拼的年轻人一样，常常感慨生活的不易和压力。办公室里的同事都认为，他和他们一样，是这个城市里最不起眼的打工仔。

有一天，他忽然告诉大家他很快要离开公司了，同事们都觉得恋恋不舍，纷纷挽留他，他微笑不语。在他走的那天，同事们送他出门时，意外地发现他居然开了一辆宝马，大家惊异地问这车是不是他的，他点点头。所有的人都被震住了……

再后来，从上司的口里才知道，他父母都是北京的高官，早就给他在广州买了别墅，来这个公司就是为了过度的。这次离职，他是去一家大型外企公司任职经理的，在竞争日益激烈的今天，自然这是一个普通人很难得到的肥差。

直到今天，谈到他，大家还是惊叹于他的低调不张扬。

低调不张扬，实在是每个人都应该学习的必修课，是现代社会必需的素质。没有这样一种姿态，过于清高自恃，就如一把可以弹奏好音乐的乐器，因为绷得太紧而易折断，因此无法真正体现自己的魅力。

■ 低调做人也是一种为人处世的潜规则。

当人生处于得意之时，张扬就开始滋生。张扬是没有远见的体现，更是没有大志向的表现，只是为了博得众人的称赞，而在虚荣心的驱使下表现出盲目的自信。所以当别人肯定的声音出现时，便以为自己可以桀骜地在人群中炫耀了。

张扬也可以说是一种自我蒙蔽，一种把一时的成功看成长久得意的误区。低调的人明白，这个世上不存在永远不变的成功，山外有山，人

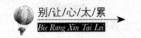
外有人，所以没必要张扬。

当然，所谓的低调不是让我们低人一等。低调与低人一等是有本质区别的，低人一等，是指有着严重的自卑心理，总觉得自己不如别人。而低调的人虽然看起来并没有值得炫耀的优势，但却有着蓄势待发的潜能，更有着成就大事的潜质。凡是想要成就大事者，没有不历经磨炼，不经过"低谷"的潜伏，而直上云霄，一鸣惊人的。

其实，低调做人就是正确地认识自己，了解自己，明白自己的优势和劣势，不用别人的长处和自己的短处作比较，更不以别人的优势和自己的劣势相评论。

人们所说的树大招风，其实就是从另一个角度说明低调做人的好处。从某种意义上说，低调做人也是一种为人处世的潜规则，在很多人的潜意识中，所谓成功人士，无非是有名气、有资财，有权力、有地位的人。他们看上去光鲜亮丽，应有尽有，令人羡慕。越是如此，越需要一种低调的姿态。要知道，你的风头、风光、风采，都会招致旁人的嫉妒。

没有谁会永远占尽风头，如果你不遵守低调做人的规矩，就会因此招致不必要的麻烦，你会跌跟头，被陷害，丢面子，被舆论。世界上最难经营的就是人际之繁，而人际中最忌讳的就是张扬，不要让自己趾高气扬地站在风口浪尖吧，学会低唱浅斟，放下优越者的身份，低调，才能使身边的人不至于因为与你相比下的自惭形秽，而对你心怀嫉恨。只有善于应用低调的人，才能在人生的旅程中，轻松前行。

我们的人生就像是爬山，有可能正在山脚下准备起程，有可能已经爬到了半山腰，也有可能已经到达了顶峰，但是无论你身处什么位置，都要记住：要把自己的心态放低，即使"会当凌绝顶"，也应该有一种低到尘埃的谦逊，唯有这样，你的心才能平静地欣赏到沿途无限美好的风光。

低调做人无论在生活、工作还是家庭中，都是一种进退适宜，看似平淡，实则高明的处世智慧。

耐得住寂寞，
等待更美的遇见

> 耐得住寂寞的心，不再害怕孤独，那是一份超然世外的恬静，浮躁焦虑的人是很难体会到这种境界的。耐得住寂寞，就不会心急如焚，就不会大喜大悲，就不会患得患失。《圣经》中有一句警世箴言是这样说的："得力在乎平静安稳"，也就是说，一个人如果真的能耐住寂寞去工作、生活，就能为自己积蓄足够的力量去营造幸福。

■ 耐得住寂寞，才能还心灵一片自由的天地。

《圣经》上说 "世人哪，你不要急躁？你要学会忍耐等候，要耐得住寂寞，因为上帝赐福你之前，必让你安静等候"。

寂寞，可能少有人喜欢；耐得住寂寞，更没有几个人能做到。生活在物欲繁华的世界中，人们总是希望自己的生活丰富多彩、风光无限。人心的浮躁和紧张的生活压力，常常会将我们的心置于喧闹之中，加上周围名利欲的种种纷扰和诱惑，不由得使心灵陷入尔虞我诈之中而深感疲惫不堪。私欲随着物质的充盈而不断膨胀，使人们忘记了享受生活。

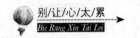
　　耐得住寂寞，似乎成了人生一场艰难的穿越，途中充满寥落和无奈。但是，只有能耐得住寂寞，才能为疲惫的心灵找到解脱的出口。

　　耐得住寂寞并不是销声匿迹，不是逃避现实，也不是自甘颓废，而是一种等待的耐性。如果像上面说的，一味地让自己的心在繁琐的事务中投入并追逐，那么留给我们的，也只能是身心俱疲的劳累和压力。

　　耐得住寂寞，是蛰伏中心灵的修复，冷静思考的空间。只有耐得住寂寞，才能透过名利财富的喧闹人流，醒悟地看清事实、看清自己，然后冷静地转身，真正明白自己需要的是什么；只有耐得住寂寞，才能从鼠目寸光中走出来，看的更高更远；只有耐得住寂寞，才能还心灵一片自由的天地，不至于深陷压力中不能自拔。

■ 只有能经得起诱惑的人，才守得住幸福。

　　敢于尝试寂寞的人，一定是一个拿得起放的下的人，这样的人必定有着不一般的定力，永远知道自己该要什么，该坚持什么。耐得住寂寞的人，也必定敢于在孤独中经得起诱惑，也只有能经得起诱惑的人，才守得住幸福，才能将自己的人生把握在手中。

　　西方音乐家巴赫在幼年时，他的父亲曾经留给他这样一句教诲："耐不住寂寞，就不会看到成功。"

　　在巴赫很小的时候，他的叔叔就已经是一名指挥家了，他发现巴赫是一个音乐天才，而且对音乐的热爱度很高，于是他告诉巴赫的父亲，希望侄子能学习音乐，并走上音乐的道路。兄弟俩商量了很久之后，巴赫的父亲同意让巴赫走上音乐之路。

　　巴赫的父亲一直陪着儿子，当他发现儿子确实对音乐有着极高的天赋时，他耐心而认真地对巴赫说："学习音乐是一个漫长的过程，等待学有所成更是一个寂寞的过程。你要记住：耐不住寂寞，就不要学音乐。"

巴赫似乎没有被爸爸的话吓倒，依然坚持自己的练习，一开始他学习的是小提琴，每天不停地拉呀拉呀，悬肘，运力，推动……周而复始地重复着这些枯燥的动作。很多人都说拉小提琴很像在拉锯，一听就知道这一定是一个单调无聊的动作；而且声音还哼哼吱吱的，一点都不悦耳。有许多人学习初期就是因为不堪忍受这种乏味的煎熬而放弃的。可是巴赫却咬着牙坚持了下来，听说，他每天都是站在外面的草坪上练习的，每当手指疼痛不堪的时候，他就用草地上的草来止痛，天长日久，他练习所站的那块草地居然被他拔光了。

巴赫不但学习了小提琴，之后还学习了中提琴、管风琴等乐器。在他只有十八岁的时候，就已经成为教堂和宫廷乐长及管风琴师。

巴赫的儿子曾经在一本书中讲到了父亲出色的小提琴演奏水平："无论是青年时代，还是中年时代，他的小提琴演奏都是如此炉火纯青，动人心弦，并且最为惊叹的是，他能控制必须用古钢琴才能控制的乐队。"

演奏乐器，并不是巴赫的全部才能，真正让巴赫享誉世界的是他的音乐创作。可是，巴赫活着的时候，是靠管风琴而出名的，他的音乐创作一直不被当时的时代所认可。巴赫一生的作品多达二百多部，但是直到他去世后近百年，他的作品才被人们渐渐接纳。

"耐住寂寞，才能等到成功。"这是巴赫一生的座右铭，也是他对艺术追求的真实写照。

巴赫的故事，对于现今人们浮躁和急功近利的个性，实在具有非常好的现实意义。

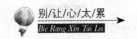

■ 懂得享受寂寞的人，更懂得如何变寂寞为力量。

现代人似乎习惯了忙碌，有些人甚至希望通过忙碌状态，而让自己忘记寂寞的烦恼。其实，频繁的忙碌实在不是一件好事，在忙忙碌碌中，人很容易遗失自我，失去了生活的初衷，忘记了生活的本来面目，最终丧失了自我，丧失了快乐的能力。人生需要寂寞，寂寞可以还心灵一份清静，一份自由，这是一种人生的至美境界。

懂得享受寂寞的人，绝对不会在寂寞中消沉，他们懂得如何变寂寞为力量，把生活经营得情趣盎然，这才是一个真正会生活的人。对于一个心态宁静的人来说，寂寞寥落与高朋满座时，物还是物，境还是境，一切都还是那么美好，在他们的心中，寂寞只是一种内心休憩的踏实，像一片宁静的海港，停止了一天的喧嚣，只为稍稍靠一下，反观自己疲累已久的内心，投入其中，生活就会变得澄清自然。

品味寂寞，是人生跨越前的一次跃身，是人生转折前的一次后退，可以利用寂寞来一次喘息，扫去满身的尘埃，把自己的心灵沉浸在轻松思考的宁静中去，留下一份清醒和果断，待到万事俱备时，再做出新的抉择，走向新的航程。

其实，耐得住寂寞的心，也就不再害怕孤独，那是一份超然世外的恬静，浮躁焦虑的人是很难体会到这种境界的。耐得住寂寞，就不会心急如焚，就不会大喜大悲，就不会患得患失。"得力在乎平静安稳"，也就是说，一个人如果真的能耐住寂寞去工作、生活，就能为自己积蓄足够的力量去营造幸福！

太过轰轰烈烈的人生，
谁受得了

> 淡泊是人生的一种回归，是对生命的一种重新审视。
> 淡泊是为了放逐心灵，还原本真。淡泊可以使心灵有更多
> 的闲暇和空间，来享受生活中每一个细节的幸福，在必要
> 的人生奋斗中体验快乐，在忙碌中找到真正属于自己的落
> 脚点。懂得淡泊的人就读懂了心灵的自由。

■ 用一种淡泊无欲的姿态，面对充满诱惑的人生纠结。

在追逐幸福的人生旅程中一路走来，我们体会着生活的艰辛与压力，却仍然不肯停止脚步，那是因为在我们的内心，充满对轰轰烈烈生活的渴望，于是，我们忽略了生活中每一个美妙的细节，我们忘记了体验平静，享受淡泊，甚至忘记了如何品味生活的快乐。

当人们劳累了一天，疲惫不堪地躺在床上，回想着一天的经历，心中充塞着无尽的生活琐碎，无非是一些还没有完成的工作终结和只写了一半的销售订单。总以为生活就应该是这般忙忙碌碌，不经意间，生活中那份清淡与美好的初衷，已经在时光的磨砺中变得面目全非了。

忽然记起了小时候家乡的蓝天，是那种清澈得可以看见星星的蓝天，纯净得没有任何杂质，就那么呆呆地坐在院子里的石头上，任那幽幽静静的月光倾泻全身，那份疏朗、明快，让人不由得心头涌上几丝惬意。

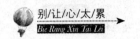

生活中的我们需要的正是这种淡泊宁静的情怀，用心灵深处的淡定沉吟冲淡浮躁人生的喧嚣；用淡泊无欲的姿态面对充满诱惑的人生纠结，赶走不断涌现的失意落寞，真正去体会"得意时淡然，失意时坦然"的人生快意。

■ 学会让自己清淡而沉静，你会发现，心灵真的快乐了很多。

清淡是生活的真面目，轰轰烈烈不过是一点小小的点缀，只能偶尔为之。就像太旺的火会灼伤身体一样，太浓烈的生活也会累伤心灵。当心灵在劳累中苦苦挣扎，在生活的压力下迈不动脚步时，不妨试着去享受一下生活中原本属于自己的宁静清淡，慢慢使自己的身心灵修复，然后再精力充沛地继续前行。

海子的经典诗篇《面朝大海，春暖花开》中这样写到："从明天起，做一个幸福的人喂马，劈柴，周游世界；从明天起，关心粮食和蔬菜，我有一所房子，面朝大海，春暖花开。从明天起，和每一个亲人通信，告诉他们我的幸福，那幸福的闪电告诉我的，我将告诉每一个人，给每一条河每一座山取一个温暖的名字。陌生人，我也为你祝福，愿你有一个灿烂的前程，愿你有情人终成眷属，愿你在尘世获得幸福，我只愿面朝大海，春暖花开。"

"面朝大海，春暖花开"，就是一种最好的宁静淡泊。

很多时候，正是因为我们总是用"轰轰烈烈"的方式来要求自己，所以我们才会看到自己没有可可香奈儿的绝优风华，没有李嘉诚丰厚的资产，没有刘德华的光鲜，没有姚明的高度……只看这些，我们的内心又如何能平静？我们的心情又如何能快乐？

其实，轰轰烈烈也罢，平平淡淡也罢，都是人生的一种状态，只要是你想要的生活，只要你体味到了幸福，只要你的心灵能够获得自由的体验，就无可厚非。大海有大海的磅礴，小溪有小溪的舒缓，每一个存在都有自己本身的价值和意义，关键在于你的心灵是否在这其中获得了自由。保持一种轻松淡泊的心态吧，给自己的心灵一次释放，让心灵告诉自己到底想要什么，学会让自己清淡而沉静。只要试着远离欲望和纷扰，你会发现，心灵真的快乐了很多。

北宋文学家苏轼在一首词中写道："凉簟碧纱厨，一枕清风昼睡馀。睡听晚衙无一事，徐徐，读尽床头几卷书。"人生的美好境界正在此，无论是仕途，还是生活，吟诗作画，对酒当歌，自由无羁。

■ 要想淡泊人生，放弃不必要的欲望是关键。

淡泊是人生的一种回归，是对生命的一种重新审视。淡泊是为了放逐心灵，淡泊是为了还原本真。淡泊可以使心灵有更多的闲暇和空间，来享受生活中每一个细节的幸福，在必要的人生奋斗中体验快乐，在忙碌中找到属于自己的落脚点。懂得淡泊的人就读懂了心灵的自由，淡泊使人心清澈纯洁，让生活简单随意。淡泊，是抵御名利的最好方式，淡泊，是远离喧嚣纠缠的最佳途径。淡泊是在经历人生变数时仍面不改色的从容，淡泊是面对对手谗言诬陷时仍能保持气定神闲的沉静。淡泊是一种气质，一种修养，一种境界。

要想淡泊人生，放弃不必要的欲望是关键。名利欲乃身外之物，生带不来，死带不去，属于自己的该追就追，不属于自己的追也没用，有欲望是正常的，但是无止境的欲望就是心灵的负累。情感不需要太浓烈，默默相守就是幸福；朋友不需要满天下，有两三个知己便已足矣；财富不需要拥有太多，够吃够花就是福气；名气不需要威震四方，做好

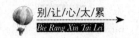
份内的工作就能心安理得。人生短短数十载，能给自己留有一颗淡泊幽静的心灵，真的很难得。

要想淡泊人生，别忘记要调整好心态。从鲜花掌声的名利场到无人问津的隐居所，从山珍海味的奢华到粗茶淡饭的清贫，是一个需要不断适应的过程，同时更需要有不甘寂寞的毅力，否则，淡泊无非就是一个口号，一句空话。当然，淡泊并不是非要一个人没钱没车没房没名没利没地位，而是无论身处何种环境，都能保有一颗淡然地"大隐隐于市"的心态。这才是关键所在。

淡泊人生，是一种颐养天年，宁静致远的生活姿态。那是一幅多么美好的人生场景啊：在百花盛开，杨柳依依的小院里，于鸟鸣啾啾的梨树下，铺上一张藤木桌，摆上几杯清茶，邀三两知己，在挚热的情怀和温馨的气氛中，让心沉浸在这让人陶醉的无限清幽中……

在有生之年，如果常常能在百忙之中有那么一些时光，拿来去享受这种心灵的淡泊回归，实在是一种生命的释放。

可以平凡，
但绝不可以平庸

只有做一个平凡但不平庸的人，在简单宁静的生活中，以平凡的心态和不平庸的心境去经营自己的人生，才能最终找到属于自己的精彩。因为，平凡的生活可以让心灵在随意中享受生活的轻松自由，而平庸的生活却一点一点夺去了心灵的激情。

■ 因为有了这种平凡的心态，心灵才多了一种踏实感。

俞洪敏说过：平凡不意味着平庸。平凡是人生的常态，正因为有了平凡，心灵才不会在追逐中太过疲累。平凡的真正意义不是无所作为，而是能放得下生活中的荣辱得失，并且心怀沉静地往前走。因为，在生命的历程中，只有平凡的角色才是最自然随性的。

但是生活很多时候，又不得不让我们变得平庸。张爱玲对于生活的琐碎说过一句很有见解的话：生命是一袭华美的袍子，爬满了虱子。她告诉我们，生活的琐碎是再正常不过的，谁都无法真正超然物外，但是，只要你保持一颗宁静淡定的心态，就一定可以做一个平凡而不平庸的人。

这个世界上英雄毕竟是极少数，我们不过是些凡夫俗子，因此，要学会接受自己平凡的地位。人们都希望自己成为一个一呼百应，高高在上的焦点人物。但人生在世，并不是每个人都能活得非同凡响，也并不是每一个时段都能经历惊天动地的人生，生活中的我们，很多时候都注定要在平淡中度过，注定要成为芸芸众生中最不起眼的过客。但是，也正因为有了这种平凡的心态，心灵才多了一种踏实感，才不会好高骛远，患得患失，才能活得坦然、轻松、自由。

有一句歌词是这样唱的"平平淡淡才是真"，人可以甘于平淡，但绝对不能甘于平庸，平庸是不思进取，是得过且过，是无所作为。生活需要平凡，人不怕平凡，就怕平庸。

■ 卓越始于平凡，正因为有了平凡，才显出了不平庸。

日本著名的女邮政大臣野田圣子，她人生的第一份工作就是在一家酒店刷马桶，她曾经说过："就算自己刷一辈子的马桶，也要做得很出

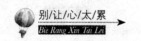

色。"每天，她都会认真地把马桶刷得光洁如新，她刷过的马桶，干净得里面的水都可以饮用。她就是从这最平凡的小事做起，一跃而起，成为最年轻的内阁大臣。

　　野田圣子的故事告诉我们，卓越始于平凡，正因为有了这种平凡，才显出了你的不平庸。

　　当代文坛有两个奇才，其中之一就是路遥，他说，我要在自己的人生进入四十岁之前完成一件事情，那就是写一部真正的经典之作，这部经典之作就是他的《平凡的世界》。

　　《平凡的世界》是路遥倾尽毕生心血创作的长篇力作，它娓娓阐述的是一个平凡的人从平凡的乡村走向平凡的世界的平凡故事。《平凡的世界》表达了一个人，无论何时何地，无论生活如何平淡简单，只要不丧失信念，只要心怀感激，上帝对每一个人都是平等的。只有在平凡中活出不平庸的人生状态，才能把握好自己的人生，才能将每一个平凡的日子经营的精彩无限。

　　平凡的世界，平凡的你我，继续着平凡的生活，听上去似乎是那样的索然无味，却是最真实的。生活本身就是平凡的，但只要有心，我们同样可以将平凡的日子演绎得如火如荼。就像《平凡的世界》中的每一个可爱的人一样，生活在一座不为人知的偏僻小山村中，没有高耸入云的高楼大厦，没有灯红酒绿的高档会所，只是静静矗立在晨暮夕阳中，默默地见证着这里每一个主人公的融融亲情。这里没有荡气回肠的爱情，只是在那个最简单的年代里娓娓诉说着平凡的世界里男女之间平凡而又真实的海誓山盟。那亲切的爱、那厚重的土地、那和蔼的父老乡亲、那对幸福的期待与希望，看似平凡，其实非常珍贵。

　　平凡与平庸是完全不同的两种状态，两种境界。平凡的人，是固定木桌的一枚钉子，虽然微不足道，但却有着自己存在的价值；平庸的人，是一颗废弃的钉子，或安于现状或置身事外，无心也无力发挥自己的价值。

▇ 拒绝平庸，离不开一颗平常心。

大千世界，芸芸众生，大家差不多都是过着简约而安静的生活。平凡的日子，一成不变的两点或三点一线，普通不起眼的工作，天天忙碌奔波，还得面对情感、婚姻、家庭、事业、地位、职位、成败、得失，经历着草根人生的琐碎。拿破仑·希尔曾说过："当你无法真正变得伟大，那么不妨在最不起眼的事上体现出伟大的作为。"平凡，和事情本身无关，关键在于内心的状态；平凡不在于事情的大小，关键在于做事的态度。平凡，并非默默无闻，只要人生不失信念，只要心灵不失坦荡，完全可以在平凡的生活中，怀揣着不平庸的心，走在自己最想去的路上，遇见最美的自己。

人的一生，完全可以在平凡中邂逅幸福，因为平凡能让我们在淡定中自由；但平庸却无法帮助我们实现幸福，因为平庸会磨蚀我们的热情、消耗我们的活力、削弱我们的动力，最终使心灵迷失了最初的方向。

只有做一个平凡但不平庸的人，在简单宁静的生活中，以平凡的心态和不平庸的心境去经营自己的人生，才能最终找到属于自己的精彩。因为，平凡的生活可以让心灵在随意中享受生活的轻松自由，平庸的生活却一点一点夺去了心灵的激情。

拒绝平庸，离不开一颗平常心，不在意一时成败，不计较一时得失，不执着情感去留，对事拿放自如，不经意间，你会惊喜地发现，你的心灵已经远离平庸，超然事外。

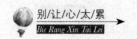

能真正活在平凡而不平庸的境界，是一种幸福。平凡简单是生活的常态，它的价值远远胜过任何惊天动地的壮举，因为正是由于这份平凡的体验，心灵才平添了几分恬淡。

生活中，别忘记常常告诉自己，我可以平凡，但我绝不平庸！

第四章

心灵有多宽阔，世界就有多开阔

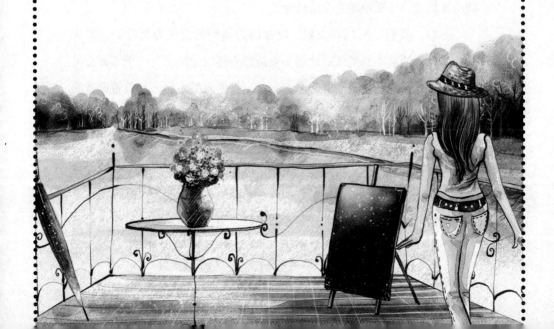

铭记别人的错误，
心如何释然

> 忘却是一种技能，也是一种幸福。上帝赋予我们记忆或忘却的能力，就是为了让我们记住生命中的幸福，忘记生命中的悲伤。这是一种睿智，是筛选人生悲喜的技能。假若生命丧失了这种自卫本能，生活的种种经历就会沉淀成许多印着烙伤的疤痕，心灵又怎会拥有鲜活健康的色彩呢？

◾ 心太累了，要学会潇洒地遗忘。

有一句诗是这样说的："春有百花秋有月，夏有凉风冬有雪，若无闲事挂心头，便是人间好时节。"人生有时需要记住某些事某些人，而有时却需要忘记某些事某些人，记住该记住的，忘记该忘记的，这样才能心无挂虑，生活也随之变得轻松。

有时，我们之所以心太累，就是因为我们的记忆力太好了。哲人说："懂得遗忘不快的人，永远不乏清新有趣的记忆。"一个人的心灵是否轻松，关键在于是否懂得忘记。铭记着别人的错误，背负着曾经的伤痛，携带着现在的烦恼，这样只能陷入"心太累"的压抑中，造成消极负面的生活情绪，所以，要学会潇洒地遗忘。

忘却，是我们日常生活的必需品，也是每一个人都应该具备的心理素质。人生在世，不可能事事皆如人意，经历失败与挫折也是再正常不过的事情，如果无法正确处理自己的不良情绪，适时消除心灵中积蓄下来的各种记忆垃圾，必然会为生活带来很多不良的影响。心灵要获得彻底的自由，就必须学会忘记。

英国前首相乔治，一次和朋友出去散步。每次只要经过一道门，乔治都会很认真地将门关好。朋友们看后不解地问："你为什么要将这些门关好呀？"乔治说："这是做人的玄机，关闭身后的门是每一个人都必须具备的生活智慧，当你将身后的门关上时，就是将所有曾经发生的不愉快都关在身后了，然后，你就可以有更多的精力去重新开始眼前的生活。"

美国作家爱默生在结束他一天的生活时，总会这样说："无论过去的一天是好是坏，你已经尽了自己最大的努力，也许这一天中你可能做过一些幼稚荒唐的事情，但是这都已经是过去式了，你要尽快忘掉，关键是明天，明天是一个新的开始，你要精神昂扬地迎接新的挑战，这样才不至于让自己又一次陷入追悔过去的累赘中。"

爱默生深知，与其用后悔的心情来追忆自己的一天，不如过好眼前的每一个时刻，不让现在的错误成为下一个时刻后悔的根源。爱默生就是乔治口中那个懂得随时关闭身后之门的人，他每过去一天，就关上一扇门，为的是将过去的不快统统忘掉。

这就是生活的智慧。大脑的作用不完全是用来记忆的，有时也应该是用来忘却的，这就是说，我们要不断地对自己的心灵进行清理和调整。

■ 乐于忘怀是一种自我释放的最好方式。

聪明的人懂得，只有放下不当的情绪困扰，才能为自己营造一份愉快的心境，事实上人只有这样，才能放开手脚，去做更有意义的事情。

087

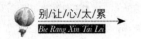

当然，忘记伤害并不是一件容易的事情，尤其是刻骨铭心的惨痛、屈辱之类的，更是很难忘记。但是，如果你将它们铭记在心，心灵的快乐就会被它们渐渐地磨蚀，然后慢慢地被憎恨、怨忿所占据，甚至将自己陷入崩溃和歇斯底里的状态中。既然如此，不如学会释然地"潇洒走一回"，这样，心灵的脚步也许会找到另一片更美的栖息之地。

人的记忆力就好比电脑程序，不断地清查病毒，去其糟粕，才能留下精华。所以，我们要善于忘记该忘记的，记住该记住的。生活的爱恨情仇、恩怨荣辱，是每个人都会经历的，就是因为我们不再执意铭记，才能将心灵中的病毒渐渐删除，使我们忘记曾经受过的苦痛，拥有快乐和幸福的体验。

人生就像是一场旅行，一路走来，沿途看到了各色的风景，历经了各式的坎坷，如果把途经每一处所看到的东西都存留在记忆中，就会给自己的心灵增加很多额外的负担。经历越多压力越大，倒不如边走边忘，轻装上阵，永远保持激情。过去的再也回不去了，除了学会总结经验之外，其他的大可不必纠结于心。

乐于忘怀是一种自我释放的最好方式。印度诗人泰戈尔说过"不要为失去太阳而悲伤，否则你也将失去星星。"为不值得的琐事斤斤计较，为没必要的小事耿耿于怀，这样只能使心灵之舟负载不能承受之重。当生命之舟不堪重负，就会牵制未来的希望。有一句话说得好：生气是拿别人的错误来惩罚自己。老是铭记别人的错误，心如何释然，最后伤害的还是自己，懂得放下的人，才是快乐轻松的人。

■ 铭记别人对你的帮助，忘记别人对你的伤害。

有这样一个经典的故事，说有一个人和朋友一起出去旅行，两人行至一处悬岩边上，此人差点失足坠崖，幸而朋友及时相救，他才死里逃生。此人在一块大石头上刻下了："某年某月某日，某人救了我一命。"两个人继续向前走，来到一座海滩，他们为了一件小事争吵了，朋友一气之下打了此人一耳光。于是他跑到沙滩上写下："某年某月某日，某人打了我一耳光。"当他们旅游回来后，朋友好奇地问他，为什么要把救他的事情刻在石头上，而将打他的事情写在沙滩上？此人回答："我会永远铭记你救我的事情，所以要刻在石头上，至于你打我的事，希望可以随着海浪的冲刷，而忘得一干二净。"

这个故事告诉我们，铭记别人对你的帮助，忘记别人对你的伤害，这才是智者所为。

忘却是一种技能，也是一种幸福。上帝赋予我们记忆或忘却的能力，就是为了让我们记住生命中的幸福，忘记生命中的悲伤。这是一种睿智，是筛选人生悲喜的技能。假若生命丧失了这种自卫本能，生活的种种经历就会沉淀成许多印着烙伤的疤痕，心灵又怎会拥有鲜活健康的色彩呢？

尽可能的忘记吧，忘记那些曾经对你伤害至深的事，就当它从未发生过，然后再重新去发现生活中那些值得记忆的感人瞬间。要知道，人生就像树叶间晃动的阳光碎片，细细落下来，唯有学会慢慢去感悟那些可以带来暖意的东西，才能抓住生命中不经意而过的美好记忆。

学会忘记，你就会变成一个快乐幸福的人！

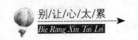

不较真的心灵，
海阔天空

> 当一个人知道了该对什么较真，不该对什么较真，什么事情应该较真，什么事情可以大事化小的时候，心就会变得轻松许多。把握好了较真与不较真的界限，就能给心灵正确的指引，腾出时间和精力，全力以赴地去做该做的事，成功的希望自然也就越来越近了。

■ "明察秋毫"的你，因为看的太清楚，只能失道寡助。

班固在《汉书》里说过一句话"水至清则无鱼，人至察则无徒"，意思是说，水过于清澈就养不住鱼儿，人太较真了就没有伙伴没有朋友。这正是说明做人不能太较真的道理。

郑板桥说"人生难得糊涂"。是啊，该较真的时候绝不糊涂，该糊涂的时候绝不较真，这才是人生的大境界。

"为人就怕太较真"，做人固然不可以马虎松懈，游戏人生，但也不能墨守陈规，太过较真。太较真了，什么事情都要探个究竟，一个细节都不肯放过，一个过错都容不下，心灵的空间就会越来越狭隘。原本很完美的一幅画，但若放在高倍放大镜下，也会呈现出不完美的细节；看似窗明几净的玻璃，如果非要透过显微镜来看，没有细菌才怪。试想，如果我们总是透过放大镜、显微镜来看身边的一切，恐怕所有的人都是罪不可恕的、所有的事情都是无可救药的，最后导致自己对整个世界的绝望。

孔子说，人非圣贤，孰能无过。与人相处的秘诀就在于相互的妥协和后退，还有偶尔的"难得糊涂"。有时，宽容的力量远远胜过无谓的计较，这样一来，你自然会左右逢源，得道多助；相反，"明察秋毫"的你，因为看的太清楚，所以就会时时处处挑剔，甚至连鸡毛蒜皮的琐事也要辩个你输我赢，容不得人，自然没人敢接近你的，最后，也只能落得个失道寡助，成为真正的孤家寡人。

智者说：吃亏是福。《圣经》中说：施比受有福。吃亏那个人一般都是施者，对方就是受者，看上去，好像是施者有所失，受者有所得，其实却正相反。你想，对方因为接受你的"施"而得益，在情谊和道德的天平上，你已胜了一筹，他不光感激你，还会铭记你的恩，这是比计较一时之快更值得珍惜的东西。吃亏，只会让你的心变得更加豁达、宽厚，让你赢得更多的认可和称许，这当然是一举两得的事情。

■ 不较真的人，目光会看向远处，而不是眼前的蝇头小利。

不较真的人，一般都是洒脱豁达而不拘小节的人。他们的目光会看向远处，而不是眼前的蝇头小利，为此他们从不斤斤计较，从不纠缠于微不足道的琐事中，所以他们一般都能做成大事。

有一个很有意思的故事：孔子带众弟子东游，饥渴难耐之际，看到一酒家，孔子就让自己的弟子向老板要些食物来充饥，于是这个弟子来到老板面前说：我是孔子的弟子，我们一路走来很是饥饿，您可否给些食物。老板说：你是孔子的弟子，一定博学多才啦，我写个字，如果你认对了，想吃什么都可以。于是挥笔写下一个"真"字，孔子的弟子看后不以为然地说：这个字很简单，"真"字啊，我怎么可能不认识哪。

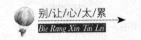

老板冷笑道：你错了，连这个字都认不准，还说是孔子的学生哪。于是将他赶出酒家，孔子看到弟子满脸不悦地回来，问明原因后，就亲自去酒家，对老板说：我是孔子，能否行个方便，给些食物充饥。老板说，您是孔子，那么你先认一下这个字，于是再次写下一个"真"字，孔子看后，想都没想就说这个字念"直八"，老板很惊喜：果然是孔子，智慧过人啊，你可以随便吃。弟子不解其意，问孔子：这是真字，你怎么说是"直八"？孔子说："这是个不能认'真'的时代，如果你执意认'真'，就会处处碰壁，这是处世智慧，你要好好思考啊。"

这个有趣的故事无非说明一个道理，那就是做人不能太较真。一个人总是抱怨楼下饭店的服务员态度不好，每次去吃饭都拉着个脸，像谁欠了她多少钱似的。后来通过和饭店其他服务员聊天后才知道，她是一个命运坎坷的人，结婚多年的丈夫因为外遇和她离了婚，孩子还得了一种怪病，七十岁的婆婆还瘫痪在床，她自己每月的工资又少的可怜，一家人挤在一间不足二十平米的小屋子里。怪不得她总是一副愁眉苦脸的样子哪。得知这种情况后，这个人从此不再对服务员的态度斤斤计较，甚至还答应给予她一些经济资助，为她做些力所能及的事。

■ 把握好较真与不较真的界限。

生活中每个人都有自己的无奈，大可不必因为一些小事而彼此斤斤计较，活着本身就不易，那又何必太较真呢？何不多一些宽容，为自己和别人行个方便？

譬如在公共场所碰到不开心的事，大可不必较真生气。人与人之间难免会有摩擦，出现冒犯和争执也是在所难免。而且，不友好的表现或许是生活的烦心事使他心情恶劣，行为失控，可偏偏让你赶上了，只要对方没有出格的行为，没有侮辱你的人格，都可用"以柔克刚，晓之以理"的方式来处理。

有时，的确没有必要与素不相识的人争锋相对。假如较起真来，你一言我一语，大打出手地干起来，实在是太划不来了。假如对方真的胡搅蛮缠，与其较真就等于降低了自己的身份，丢了面子。另外，从某种意义上说，对方也许并没有真正的恶意，可能只是在发泄他心中的痛苦，虽说我们没有道理成为他发泄的工具，但完全可以用你的宽容去感化他，这无疑是给彼此一个台阶下的最好方式，而且还透露出了你的涵养。

当一个人知道了该对什么较真，不该对什么较真，什么事情应该较真，什么事情可以大事化小的时候，心就会变得轻松许多。把握好了较真与不较真的界限，就能给心灵正确的指引，腾出时间和精力，全力以赴地去做该做的事，成功的希望自然也就越来越近了。

转念之间，你便拥有了不一样的世界

转念，其实就是上帝给予人们解决问题的最好方式，是为你陷入绝望时所预设的心理防线，它在告诉你，回过头来，换一个角度，继续走下去。转念一想，是冷静之后的出路，事物本身就不是恒久不变的，对于突如其来的变化，转念想一想，心灵就有了新的方向，人生也有了新的感悟，这实在是一种智慧。

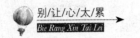

■ 转念，回过头来，换一个角度，继续走下去。

转念是山穷水尽疑无路后柳暗花明又一村的惊喜；转念是艰难人生路中突遇峰回路转的激动；转念是翘首企盼无法如愿后豁然开朗的一个清醒。

网易首席执行官丁磊说过样一句话：人生难免会跌倒，这并不可怕，关键是站起来时手里要抓住点什么。

这句话看似简单，实则有着很深的涵义。跌倒了本来是一件很沮丧的事情，但是若转念一想，只要爬起来时能抓着点什么，也是另一种获得。尽管抓住的东西也许微不足道，可是日积月累就有可能变成一笔不小的财富。

俄国作家契诃夫说过一段非常精彩的话，大概意思是：当一堆火柴在你的口袋里燃烧起来的时候，你不要沮丧，转念一想，辛亏口袋里装的不是炸药；如果你从事的工作并不是你想要的，转念一想，你还有机会再去寻找真正适合你的工作；如果你失去了心心念念的爱情，转念一想，也许还有更美好的情感在不远的未来等着你；如果你失去了出国深造的机会，转念一想，留在国内或者还有更好的发展。朋友，学会转念一想吧，这样你的心就不会那么累了。

人生在世，偶尔遭遇变数，邂逅痛苦，是很正常的事情，或许身在其间，心灵也会生出几丝胆怯，想要逃避。但当你过尽千帆万念俱灰之时，不妨学会转念一想，想一想你曾经为此付出的代价，想一想无数个为之竭尽全力的日子，还有那些给予你无数帮助的人们。这样转念一想，你会发现这暂时的痛苦也许并没有那么绝望和可怕，只要你肯迈出这一步，就是另一个希望的开始。

转念，就是上帝给予人们解决问题的最好方式，是为你陷入绝望时所预设的心理防线，它在告诉你，回过头来，换一个角度，继续走下去。

■ "转念一想"之际，一切都可以成为一个新的开始。

"转念一想"，其实就是人们口中所说的"留得青山在，不怕没柴烧"，"转念一想"之后，生活展现给我们的将是"退一步海阔天空"后的如获新生。韩信"受胯下辱"的故事就是最好的佐证：当淮阴少年对韩信说出"信能死，刺我；不能死，出我胯下"的狂言时，韩信没有冲动，也没有恶语相向，而是适时"转念一想"，忍辱负重，从"挑衅者"的胯下钻过去，设想如果他当时拔剑相向，或许会因为一时的鲁莽而惹来更大的麻烦，也不可能再有后来的人生壮举了。

清康熙年间，安徽桐城有张、吴两家为邻，吴家在建新房时，想超越中间通道，也就是想多占点公用面积。张家不满意了，说这怎么行呢，你这一占，人都没法行走了。一家要占，一家不让占，便发生纠纷。张家因此飞书京城，向时任礼部尚书的家人张英求助。张英阅罢家书，提笔回复道："千里修书只为墙，让他三尺又何妨，长城万里今犹在，不见当年秦始皇。"张家收到回信后，深感愧疚，于是让出三尺宅基地。而吴家见状，深受感动，也效仿张家向后退了三尺。如果故事中的张吴两家执意互不相让，谁都不肯妥协，其结果只能是争锋相对，两败俱伤。正是因为一方的"转念一想"，退后一步，才有了后来彼此相让，和平解决的完美结局，以及这为后人津津乐道的一段佳话。

在我们的生活中，矛盾似乎是经常发生的，比如夫妻之间的猜疑、朋友之间的误会、同事之间的较量，其实往往都是因为一些不值一提的琐碎小事，却为此而闹得不可开交，甚至彼此伤害、势不两立，这是多么的不值得！如果能及时回头"转念一想"，不但会释放了自己的心灵，也给了对方一个台阶下，岂不是一举两得？

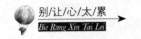
"转念一想"，是一种极为神奇的力量。它其实就是换一种方式审视生活的智慧，很多事物就是这样，只要换一种心境，换一个角度，不计较，不纠结，虚怀若谷，一切都可以成为一个新的开始。

山穷水尽疑无路，柳暗花明又一村，这个世界上本不存在绝境，即使有，那也不过是绝地逢生的序曲啊！

■ "转念一想"之际，人生就会出现截然不同的风景。

转念其实很简单：譬如，我们在某个风和日丽的日子里，携带家人外出郊游，行至半路突然风雨交加，这时有人可能会觉得很沮丧，原本想出来好好感受一下大自然的美好，却遇到了这样的天气，一下子心情就跌到了谷底；可如果我们"转念一想"，雨中漫步的感觉也很难得，正好可以浪漫一回，同一种遭遇就会有不同的感受。再比如逛街时，不小心遗失了钱包，有的人肯定会说怎么这么倒霉，一不留意竟然将一个月的工资都付诸东流了。但是只要"转念一想"，真好，塞翁失马焉知非福，干脆来个破财免灾，也不一定就是坏事。

面对赞扬的声音，便想：山外有山楼外有楼，自我之上的人比比皆是，我能脱颖而出不过是上帝的眷顾，于是心灵便宁静；面对否定的声音，便想：这不正让我在人们的否定中更加坚定自己的信念吗？于是心灵便释怀；面对诽谤诬陷，便想：这无非是上帝对我的一次意志考验，于是心灵便轻松；面对爱情的逝去，便想：情感是一种缘分，是你的就是你的，不是你的求也求不来，执着不如放手，于是心灵便豁达。

翻手为云，覆手为雨。"转念一想"之际，人生就会出现截然不同的风景。

是的，在生活的失意面前要学会给自己一个如果。如果失去就是下一个获得，如果伤害就是另一种坚强，如果沮丧就是下一个幸福，如果不幸就是另一场幸运……

风声亦作歌声听，黄莲亦当甘露品。"转念一想"，我们的心灵可以化地狱为天堂，化怨恨为爱意，让枯萎变得丰茂，让刻板变得活泼。从某种意义上讲，这是一种化茧为蝶的蜕变，是一种心灵的蜕变。

"转念一想"，是冷静之后的出路。"转念"之中有智慧，事物本身就不是恒久不变的，对于突如其来的变化，转念想一想，心灵就有了新的方向，人生就有了新的感悟，不固执己见，也不轻易妥协，这实在是一种智慧。

试着用"转念一想"的思维方式来经营你的人生吧，如此一来，生活就有了更多幸福快乐的出口。

 # 随遇而安的心灵，到哪里都是幸福

> 人活着，有时只能学着随遇而安，既来之，则安之，我们无法再做别的选择。学会随遇而安，你就可以试着适应生活中许多看似不可改变的困难，并想办法战胜它，这是面对生活不得不使用的强硬方式。

■ "随遇"是"安"的原因，"安"是"随遇"的结果。

台湾作家林清玄说："人活着，有时只能学着随遇而安，既来之，则安之，我们无法再做别的选择。学会随遇而安，你就可以试着适应生活中许多看似不可改变的困难，并想办法战胜它，这是面对生活不得不

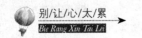
使用的强硬方式。"

"随遇而安"这四个字可以拆开来看，顺应环境，就可心安。"随遇"是"安"的原因，"安"是"随遇"的结果。"安"是一种心灵的宁静，无论人生境遇是好是坏，你都要把它看做你的人生必经之路而坦然安心地接受下来。

有一个人感觉自己的人生不遂人愿，终不得志，便去找智者。智者听后微微一笑，没说什么，只是盛来一瓢水问："你认为这水是什么形状啊？"这人不假思索地说："水是没有任何形状的，您怎么问这么奇怪的问题啊？"智者依然闭口不言，而是把瓢里的水倒入一个水杯中，这人若有所思地说："我明白了，水的形状就是杯子的形状。"智者又把杯子中的水倒入旁边的瓷瓶中，这人恍然大悟道："我终于明白了，水的形状就是瓷瓶的形状。您是希望通过不同的容器告诉我，人应该像水一样，随着容器的变化而变化，盛进什么容器就应该变成什么形状！"智者拈须，笑着说："没错，就照着这样的思路生活下去吧，总有一天你会顺应你的不得志，并最终改变自己的命运！"

人生如水，水的魅力就在于可以随着环境的变化而变化的多面性。假如把人的一生看作是水，我们完全可以在不断变换的环境中，能屈能伸、游刃有余地展现出自己不同的风采，然后细细品读其中的滋味，你将会在每一次经历中体验一种人生味道，当这些味道慢慢累积起来时，你就明白什么是人生阅历了。就像很多人所说的：生活就像是一面镜子，你对着它笑，它也会对着你笑；你对着它哭，它也会对着你哭。从我们被迫地来到这个世界上的时候，我们就不得不学着去适应环境，随遇而安。同时，我们还要不断改善每一个环境，最终实现自己想要的幸福。

人生如水，只要你有着良好的心境，就完全可以活得如水般自由轻灵，坚韧多变。其实，人生多一点韧性是很重要的，在必要的时候学会曲一曲，弯一弯，就能避开障碍，而过于坚硬的结果只能是"硬碰硬"坚硬固然重要，但坚硬里面还要保留几分弹性，只有这样，才可以"以柔克刚"，扫除身边的障碍。学会顺应人生的变数，随遇而安，像水一般在突如其来的人生中游刃有余，安然自在地生活。

■ 既然不能改变什么，不如先接受，然后慢慢等待时机。

有这样两个人，他们是大学同学，学识、能力不相上下，但性格大不相同——一个性情乐观随和，另一个则固执怪僻。两个人在国内工作一段时间后，双双出国谋求发展，出国前都是外企白领，工作能力差不多，职位也相似。刚到国外，两个人都经历了同样的境遇——找不到合适的工作，大有怀才不遇的尴尬。到了做出抉择的关键时刻，乐观随和的那个，干脆直接上学深造，在学校结识了一位中国女孩，两人情投意合，遂结婚生子；而固执怪僻的那个，终日哀叹命运的挫折，可是又不愿意就这样回国，蹉跎岁月，结果，乐观随和的那个，不但家庭美满，而且深造后还找到了一份很不错的工作，家庭事业双丰收；后者，因为无法适应环境的变换，始终处在不得志的状态，郁郁寡欢。

引起他们命运差异的症结就在于："随遇而安"。能不能随遇而安，是决定一个人生存能力的关键。其实，很多人生智慧都包含在那份看似简单的"随遇而安"里。

表面上看，它好像是人生一种停滞，还有点随波逐流的意思。可是，当你真的陷入无力改变的境遇中时；当你的生活发生了意想不到的

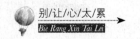

变故时；当你必须重新选择时；当你急需在蛰伏中思考下一步该怎么办时……"随遇而安"也许是最好的"缓冲"，既然这件事现在做不了，那就先搁一下，换做另一件。因为你现在无法测度环境的改变对你意味着什么，你现在也没有足够的力量去改变什么，所以，不如先接受环境，然后慢慢等待最佳时机……

■ 随遇而安，看似是妥协，实则是智慧而理性的迂回战术。

能否随遇而安，正是验证了一个人的应变能力。

当然，随遇而安的出发点，不是逃避现实，而是你对生活追求和目标上的调整。对于真正懂得其内涵的人，它是一种过渡性的喘息，为的是帮助你缓解因人生障碍而产生的焦虑，保持心灵的宁静，在现有的环境中做自己该做的事，同时等待转机。

正如林清玄所说，人生的道路总有几许不平坦，挫折和失败、失意和伤感是每个人都会经历的，问题在于遇到这种不顺，到底该如何应对。"随遇而安"正是解决这个问题的关键，它告诉人们，当命运把你推向一个陌生的境地中时，不要逃避不要害怕，要学会冷静地看清事实，正视现实，接受现实，适应现实。与其抱怨天不遂人愿或是不甘心地苦苦挣扎，不如放下不必要的执念，适应环境，在自己可以把握的条件下，突破自己现有的经验和视野，看向新的起点，来一场新的穿越，就算不为了远大的理想，只是为了获得心灵的快乐和宁静，也是值得的！

随遇而安，其实就是让你在命运的"小魔术"面前不再暴跳如雷，反而如闲云野鹤般气定神闲。它是对现实的一种挑战，敢于接受和适应挫折、失败，本身就是一种勇气。在痛苦面前，任何的怨恨、忧伤都于事无补，只有用刚柔并济的方式在苦难中迂回周旋，才能击破任何一个有可能将自己置于死地的人生障碍，并最终微笑着迎接失而复得的自己。

做到随遇而安是对自己的一种厚爱，更是对生活的一种释然。人生之旅是一张单程票，与其纠结为什么会遇人不淑，为什么遇事不顺，弄得自己食不甘味，心力交瘁，不如好好把握还属于自己的时间，珍惜眼前还抓得住的幸福，感受情感的真挚，人心的温暖，让生命之光在幽暗中隐现。

小事上钻牛角尖，
心便无法轻盈

生活就是由无数小事组合而成的，对那些做着"大事"的大人物们也一样。每个人的一生中，小事都是如影随形，无处不在、无时不有。如果你太过在意小事、计较小事，那么心灵就会被烦恼充斥，人生也就没有什么乐趣可言了。

■ 做不了大事，是因为将太多的心思纠缠于无谓的小事。

两千多年前，雅典一位政治家曾经留给人们这样一句忠言："请注意啊，我们做不了大事，是因为将太多的心思纠缠于一些无谓的小事。"看似很简单的一句话，但是细细想来，对今天的人们还是有着值得思索和借鉴的深意。

生活就是由无数小事组合而成的，对那些做着"大事"的大人物们

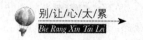

也一样。每个人的一生中，小事都是如影随形，无处不在、无时不有。如果你太过在意小事、计较小事，那么心灵就会被烦恼充斥，人生也就没有什么乐趣可言了。

心理学研究表明，计较小事是一种心理弱点，这种心理一般有两个明显的特征：一是苛求完美：无论对什么人什么事，他们都拿着放大镜，横挑鼻子竖挑眼；二是目光短浅：他们只看得到眼前，看不到将来，只在意小事情，不留意大事情，只图一时快活，不考虑顾及大局。一般来说，凡是有这种心理的人，心灵世界必然会被局限于一个极小的范围，慢慢变得多疑、吝啬、苛刻，特别是在日常生活中，一点小小的损失，小小的挫败，甚至别人对自己说话时一点小小的不敬，都很容易让他们多疑的心灵变得脆弱敏感，甚至深陷其中无力自拔。

想一想，当你上班乘坐地铁时，不小心被人踩了一脚；当你走在人流如潮的大街上，有人无意间刮破了你的衣服；当你走到某个楼道门口，被不小心掉下来的晾衣杆打中了头……此时此刻，如果你非要大发雷霆，计较个孰是孰非，而不是大事化小，小事化了，那么后果也许真的不堪设想。

东北某地曾经发生过这样一件事：一个女孩在电影院看电影，后面的一个男观众不小心踢了她一脚，男观众于是赶紧当面道歉，但女孩蛮不讲理，不依不饶，居然还诬陷男观众是要对自己耍流氓。后来，竟然叫来男朋友为自己出气，男朋友年轻气盛，冲动之下用刀将人砍伤，结果，因触犯法律，男友锒铛入狱。

从医学的观点看，一个在小事上计较、心胸狭窄的人，不但很难维系和谐的人际关系，而且对自己的身体健康也有着很大的危害。《红楼梦》里的林黛玉，正是这样的一个例子，她虽有弱柳扶风、袅娜纤细的身姿，可总是患得患失，旁人一句无心之言都会让她寝食难安，对影长叹，抑郁不已，再加上对爱情的敏感多疑，终于落得个"香消玉殒"的悲惨结局。

古语云："让一让，三尺巷。"人生之事，只要没有触犯原则，对于那些小事睁只眼闭只眼又何妨？心灵的轻松，在于开朗豁达的处世态度，唯有这样才能活得超脱一些。如果什么事都要斤斤计较，只能徒增烦恼罢了。

通常而言，计较小事的人都是一些心思多虑的人，他们一般都会过于看重自己的一时得失，太在意自己的面子、荣誉、地位等，而这些东西又最能控制一个人的心，牵动一个人的情感。因此，在意小事的人往往都比较感性冲动，一旦触及到自己在意的事情，就会马上失去理智，不顾后果和影响，不考虑别人的感受，如此一来，不但会影响自己的情绪，也会伤害别人的情感！

■ 如何才能练就一颗不计较小事的心。

练就一颗不计较小事的心，是非常重要的人生必修课。

首先，学会模糊处理。必须明确，一个人实在是没有必要对生活中发生的每件事，都要看得清清楚楚，问得明明白白，那的确是一件徒劳无益的事，而且还破坏了生活原本的美好，影响了自己的心情。要知道，生活不是搞学问，有些鸡毛蒜皮的小事，就算看清楚了，也没有什么意义和价值，完全可以忽略不计。生活实践告诉我们，将生活中的小事模糊处理，才能体味"雾里看花水中望月"的生活乐趣，也才能让自己的心思用在真正的大事中，从而离自己的梦想越来越近，这样，心灵也会随之变得越来越舒畅。

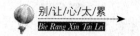

其次，试着一步一步调适自己的心态。一是要学会在不如意的小事面前自我安慰：事情既然已经发生了，那就不可能再挽回了，就让往事成为历史，然后欣然接受眼前的事实，并试着按照自己的意愿去做出努力和改变。二是重新调整自己看待大事小事的观念，患得患失，就是因为把许多无足轻重的事看得太重要了，其实并不是那些小事影响了你的心情，而是因为你太过留神那些无关大局的小事，所以你的心灵才负累沉沉。三是多问自己一些问题；"这件事情真的那么重要吗？""这件事情有那么糟糕吗？"这样你会发现自己的斤斤计较实在是一件可笑的事情。四是试着把那个你很在意的小事搁置一边，然后想办法忘记它，过一段时间后，你会发现这件事情已经不像你想象的那么重要了。

第三，训练自己有计划的生活。给自己的生活一个合理有序的计划，就是为了充分利用时间和精力，让自己变得充实起来。如果你的心中有了明确的目标和计划，一方面就不会太过在乎一些鸡毛蒜皮的小事，另一方面，也能使自己的心灵处事能力变得秩序井然，特别是到关键时刻时，马上能分清轻重缓急，决定自己的精力该靠向哪一边。

人生如此短暂，所以，何必为生活中那些鸡毛蒜皮、微不足道的小事而耿耿于怀呢。英国著名作家迪斯雷利说过一句话："为小事生气的人，是不懂得享受生命的人。"如果你真正理解了这句话的深刻含义，那么就不会再为一些不值得一提的小事情而生气了。

不是世界太小，
而是你的心太小

> 站得高，才能看得远。身在高处，心境开阔了，视野
> 也变宽了，古人大多好登高，其意也正是在此吧。登高必
> 然先从脚下起航，而每一次人生的失意都是横亘于眼前的
> 一块石头，摆正它，蹬上去，日积月累，你就会真的上升
> 到一个高度，你的视野会更开阔、心胸会更豁达。

■ 不是世界太小，是你的心太小，把心放宽，就不挤了。

有这样一则耳熟能详的公益广告，情节如下：

清晨，公共汽车的站台上挤满了焦急等待的人群。终于，车子出现了。人们像潮水般地向前涌去，车门一开，大家你挤我，我挤你地涌上车去。

一位男青年一个箭步，冲上前去，把前面的女青年挤到边上。

"挤什么挤，没长眼啊？"女青年冲着男青年骂。"你年纪轻轻的，怎么不说人话？"男青年转过脸，狠狠地瞪了女青年一眼。"你挤着我了，你……"女青年用手指着男青年，把眼瞪得圆圆的。"来劲了，是吧？"男青年也不示弱，把嗓门提得高高的。

他们边吵边上了车，大家都把目光投向他们俩。

这时，坐在车上的一位老人说了一句："算了，算了，年轻人把心放宽，就不挤了。"

105

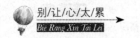

很有意思的一则广告：不是世界太小，是你的心太小，把心放宽，就不挤了。一位哲人说过："你的心就是主宰一切的主人；是你的心灵驾驭你，还是你驾驭你的心灵，你的心态决定了谁是舵手，谁是航船。"境由心生，烦恼皆来自心灵，我们心灵的大小完全出于自己的把握。

人生旅程，失意实在难免。为得失成败忐忑不安，也是常事，没有失败又怎会衬托成功的不易？失意和失败都不是重点，关键是若能用宽大的心境将其化解，才是至高境界。

俗话说：比海洋更宽阔的是天空，比天空更宽阔的是人的心灵。我们无法要求生活必须给予我们什么，我们也无法主宰自己的命运，无论生活的桎梏是什么，但心灵的空间是自由的，心灵的视野是无比开阔的，只要你愿意，就可以任你驰骋，来去自如！

■ 只要你的心量足够大，自然能做到处变不惊。

一个年轻人，总觉得自己过得很不快乐，整天为了一些生活琐事唉声叹气。后来，他找到上帝倾吐心意："上帝啊，我总是烦恼，不开心，请您告诉我该怎么做啊？"

上帝说："你先去拿一袋盐过来。"

年轻人拿来盐后，上帝对他说："把盐放入水中，待盐溶化后，把它喝掉。"年轻人喝完后，上帝问："感觉怎么样？"

年轻人皱着眉头说："又咸又涩。"

然后，上帝带着年轻人来到河边，吩咐道："你把盐都洒进河水里，再尝尝看。"

年轻人撒完盐，喝了一口河水，上帝问道："这回怎么样？"

"甘甜爽口，一点苦涩的味道都没有了。"年轻人答道。

上帝微笑着说："其实生活中不存在绝对的痛苦，关键在于你把它放在多大的容器里，容器的大小，决定了你承受力的大小。"

年轻人若有所悟。

上帝所说的容器，就是我们的心，它的大小决定了痛苦的浓淡，心越大痛苦越轻，心越小痛苦越重。要想让心不累，就要容得下，受得住，装得下一切。有幸福感的人，往往是心怀宽广的人。

其实，在我们的一生中都会像故事里那不快乐的年轻人一样，在小小的"容器"里品尝又咸又苦的盐水。而当你能把人世诸事都包容在心中时，你的心量就会变得无限宽广，无论事实如何变迁，都能做到处变不惊。

因为生命中的痛苦是无法预知的，那么我们就要做好一切迎战的准备，拓宽自己的心境，这样，才能救赎自己于不可知的人生变数中，并在不断的内心调整中，去适应随时可能会来的困境，一点点感悟心灵的成长壮大。

心是一个可以随意开合自如的容器，当你的眼光只盯着眼前的得失时，它就会小得容不下一粒沙；当你越过眼前的小事看到更远的地方时，它又会慢慢开阔舒展起来。若遇事斤斤计较，心便被局限在一个窄小的空间里。这种心境，既轻薄了自己的修为，又桎梏了心灵的自由。

心量是大还是小，在于自己是否愿意随时敞开。由于一念之差，你的心可以升入天堂，也可以落入地狱。我们的心要如大海，能够容纳大江小溪；要如流云，可以走遍万水千山；要如青松，任何严寒凛冽，都能面对。这样，我们的心才不会因一些小事而惶恐不安、烦躁苦闷!

■ **"算了吧。没什么。会好的。"是心怀宽大之人的必胜法则。**

站得高，才能看得远。身在高处，心境开阔了，视野也变宽了，古

107

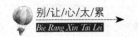

人大多好登高，其意也正是在此吧。登高必然先从脚下起航，而每一次人生的失意都是横亘于眼前的一块石头，摆正它，蹬上去，日积月累，你就会真的上升到一个高度，你的视野会更开阔，心胸会更豁达。

这种思想境界，用三句话诠释非常到位：

第一句话是"算了吧"。生活中有一些事情，就算你再努力可能都无法实现，因为没有人想要什么就可以得到什么，那么不如学着释然，只要曾经为之努力和奋斗过就好，结果如何已经不重要了。第二句话是"没什么"。不管发生什么事，都要学会用"没什么"来宽慰自己，因为坚强的信念是战胜和击败困难的第一步，俗话说得好，上帝对每一个人都是公平的，它在关上一扇门的时候还会为你打开另一扇窗。第三句话是"会好的"。不管经历磨难的过程多么漫长，总有过去的时候，所以无论遇到什么困难，都要告诉自己，一切都是暂时的，总会过去的。

生活中的我们，谁不曾沮丧、失落过，甚至失去了生活的力量？请谨记这三句话，"算了吧、没什么、会好的"这是心怀宽大之人的必胜法则。

把心打开吧，释放自己宽阔的心量，去走好未来的每一步，你将拥有一个别样的人生!

第五章

生活再累，
也要学会忙里偷闲

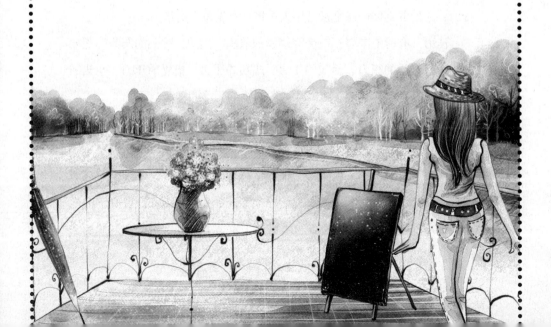

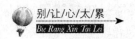
 在压力中，
也可以让心闲庭信步

> 快乐由心而生，无论生活中遇到怎样的压力，只要排
> 除心中的障碍，看得开，就能让心灵自由翱翔！所以，学
> 会在压力中让心轻松，这是一种生存的能力！

■ 心累与不累，压力在与不在，取决于自己的心态。

现代人的口头禅似乎都和压力有关："房贷的压力很重"、"活着压力真大"、"养孩子都养不起"等诸如此类。

压力，压力，压力！似乎每个人都生活在压力中，感受着生活不能承受之重！买不起别墅、跑车，有经济上的压力；工作多年一直没机会晋升，有事业上的压力；夫妻彼此间总认为对方爱的不够，有感情上的压力；人生混到如今还是没有出人头地，有地位上的压力……

压力，有时也来自于对美好事物的追求，例如：得到的压力、美丽的压力、名誉的压力、地位的压力、成功的压力、情感的压力、承诺的压力等，真是"天长地久有时尽，压力绵绵无尽期"啊！

有一个心理学家做了一个实验：要求一群实验者在周一开始之前，把一周可能要面对的压力都写在一张纸上，然后存放在一个纸箱子里。一周结束了，到了周末的晚上，他在实验者面前，打开箱子找出了每个成员写好的压力，然后一一核对。结果发现90%的压力并没有真正的出现。接着他又要求大家把剩下10%的压力重新丢入到纸箱中，一周后，再打开纸条写下解决的方法。一周后，当他们打开箱子时，发现那些压力已经不治而愈了。原来，一直纠缠在心的压力是自己找来的，这个就是所谓的"杞人忧天"。据统计，很多人的压力有50%是属于曾经，有50%是属于未来，只有10%是属于当下，而90%的压力是一直就没有发生过的，剩下的5%则是自己完全可以解决的。

可见，心累与不累，压力在与不在，取决于自己的心态。

心灵的房间，琐事越积越多就会累积成压力。被压力蒙蔽的心，会变得灰色和迷茫。我们每天都看到很多事情，快乐的，不快乐的，慢慢沉积下来。心里的事情一多，自然会变得烦乱无序，接着心也纷乱起来。有些不开心的记忆，如果不及时清除，就会使人压力沉重，心力交瘁。所以，为心灵扫地除尘，才能使阴霾的心变得灿烂；把压力梳理清楚，才能告别烦乱；把一些无谓的过往丢弃，快乐才会有更宽广的空间。

■ 抓住快乐的理由，无视痛苦的理由，你就能找到排解压力的出口了。

诗人陶渊明远离尘世喧嚣，摒弃仕途，归隐山林，写下了后人皆知的诗句："结庐在人境，而无车马喧。问君何能尔？心远地自偏。采菊东篱下，悠然见南山。"闲庭信步之韵味溢于言表，他所追求的正是一种闲闲而过的悠然心境——这也是释放压力的一种方式。当然，人在江湖身不由己，我们不可能都有陶渊明那样的机会和条件去隐居山林，而且，我们每个人身上都有自己难以推卸的责任，有些时候，我们不能逃避，也不可以逃避。所以，现代人真正的隐居，不是逃之夭夭，而是在压力中学会调试心灵，让心忙而不乱，遇到不堪的境况，气定神闲地想办法解决，这是"大隐隐于市"的气度。

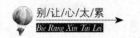
所以，学会在压力中让心轻松，这是一种生存的能力。

在压力暴发之前，要学会及时预防。压力的累积就好比滚雪球——一开始当压力很小的时候，发展速度很慢，是比较容易控制的；等它越来越大，越滚越快时，再想让它停下来，可能就很困难了。

小李是一名博士生，来自内蒙古一个边远小镇，他自幼聪明好学，成绩优异，一直是家里人的骄傲。几年前，他在高考中脱颖而出，顺利进入北京一所重点大学，本科毕业后又被保送研究生。研究生毕业后，迫于就业形势，他选择继续读博士。最近，他正忙着做毕业论文，但又不知从何下手，再想想自己面临的择业问题，如果找不到合适的工作，真的不知道该如何面对父母的殷殷期盼，于是他开始彻夜失眠。

后来，他突然觉得浑身无力，食不下咽，日渐消瘦的他不得已来到医院就诊，但无论吃什么药，疗效都不佳，在一位朋友的建议下，他去看心理医生。果然，还真是他的心理出了问题，心理学家告诉他，他的疾病和身体本身无关，而是因为心理压力过大，但又无法正常宣泄而影响到了身体的健康。

■ 如何缓解压力是非常重要的一件事。

过分的压力是身体和心灵健康的双重杀手，所以，如何缓解压力是非常重要的一件事。

懂得自我控制，是解决压力的关键。自控能力的培养需要具备坚强的心志，只有懂得如何控制自己的情绪，才能保证心灵不被压力困扰。所以，平时要多注意培养自己的自制力，可以根据实际情况寻找一些有效方法来克制自己的情绪，比如，当你感觉某件事压在心头难以摆脱时，就在心中默想一些能让你开心的事情以制怒。听说著名作家巴波心情不好时，就让舌尖在嘴里来回转几圈，就能使心情慢慢平静下来。

自我发泄也是很好的方式。消除心理压力，最好的方法莫过于"宣泄"的力量。隐藏的忧伤是累积压力的导火索，能使心灵的快乐顷刻化为灰烬。所以，如果你真的深感悲痛欲绝，不妨向亲朋好友倾诉你的心声，也许他们的安慰话语会在瞬间让你茅塞顿开。

停止对过去的懊悔吧。过去的事情就让它过去好了，对往事耿耿于怀无疑是一种自我惩罚，重要的是积累经验。当你遇到不幸时，不要悲戚哀怨，你应当庆幸自己没有遇到更糟糕的事情。这样一来，就会找到一种心理上的平衡。

幽默是排解压力的最好方式。幽默与微笑是快乐的催化剂，它能给压抑的情绪一个缓冲。幽默可以使人放松，而轻松是驱散积郁的最好方式，也是衡量一个人对环境适应力的尺度。所以，为生活多添加一些幽默的成分，就可以慢慢消除心灵的烦恼。

快乐由心而生，无论生活中遇到怎样的压力，只要排除心中的障碍，看得开，就能让心灵自由翱翔！

悠闲与时间无关，悠闲是心灵的一种忙里偷闲

悠闲，需要我们用敏感细腻的心去体会，因为它和时间无关，和环境无染，而是一种特别的心境。通常意义上的悠闲，并不一定是可以看得见的闲暇时刻，而是你在任何地方、任何角落都能感受到的一种心灵自由。

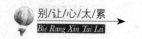

■ **失去悠闲的心灵，生活注定是枯燥无味的。**

在充满竞争的今天，忙碌成了现代人的共性，争分夺秒的学习，繁忙琐碎的工作，周而复始的生活，人好像就是为了忙碌而来到世界上的。

身边是一张张紧锁着眉头的面孔，被焦虑和疲惫操控着，每日行色匆匆……我们已失去了追逐幸福的初衷，心灵也不再有那份自由空间的悠闲。于是，那些原本朴素而单纯的人生味道，在城市霓虹闪烁的夜色中，变得遥远而迷离，只能远远观望。生活，从此也就失去了最初的感动。

儿子和父亲坐在院子的大树下乘凉，一阵风越过树影穿梭而来，在这个炎炎的夏日午后，让人倍感凉爽。儿子对父亲说："如果我们的心能像风儿那么悠闲，整天到处游走，是多么幸福的事呀！"父亲说："孩子，你错了，风儿其实也是很忙碌的。"儿子茫然地问："它忙什么呢？"父亲说："风儿要穿洋过海，越过草地，飘过花丛，为炎热数上几分清凉，为鸟雀捎去大自然的祝福，为季节带去播种收获的问候，风是很忙的呀！"

停了一会儿，父亲接着说："你看，地上的蚂蚁悠闲地爬进爬出，其实它是在为自己储备粮食，也是很忙的，当他们发现有食物落在地上的时候，就会马上进入忙碌状态。"儿子若有所思地说："爸爸，我明白啦！如果我们的心灵能悠闲下来，那么无论多么忙碌的事情都可以用悠闲的状态来完成。"

就像弹簧若是被拉得太紧就会立刻失去弹性，人也一样，若一直在忙碌中周旋生活也会失去"弹性"。失去悠闲的心灵，生活注定是枯燥无味的，因为悠闲的心态是释放人生光彩的源头。《菜根谭》中说到："天地寂然不动，而气机无息稍停；日月昼夜奔驰，而贞明万古不易。故君子闲时要有吃紧的心思，忙时要有悠闲的趣味。"一个聪明的人，懂得如何融入自然法则，闲暇时适度约束自己，忙碌时也不让自己太紧张，懂得享受生活的情趣。如忙碌在所难免，那么，不妨让自己的心先悠闲起来，在忙碌中营造一份轻松与快乐。

■ 保留悠闲的心境，才能把生活的责任当做生命的乐趣来品尝。

一个人真正的富有，并不在于他存款的数字，也不在于他地位的显赫，而是在于他是否有足够的心灵空间来容纳纯真的情感，是否有充足的时间来享受悠闲的生活。要知道，给予心灵自由的空间是很重要的，如此，思想才能随之自由绽放。当我们的心灵空间，完全被生活的思虑和痛苦占据时，就已经丧失了自由的本意。

人生在世，每个人都背负着责任，责任的形式是不同的，一是因为心灵的愿望，二是为了自身的欲望，三是既不属内心，也不属外在，完全是处于客观原因无奈之下生发的。所以，一个不懂得用悠闲之心来缓冲生活压力的人，无疑是自己给自己套了一层无形的枷锁。要知道，无论你为之奋斗的事业有多么重要，也无论你需要实现的理想还有多少，别忘记为自己保留一份悠闲的心灵空间，一种来自灵魂深处的从容和悠闲。

惟有保留这样的悠闲心境，你才能把生活的每一个责任当做生命的乐趣来品尝。如果没有这个空间，你的忙碌无非就是机械化的习惯，你的心灵永远被各种恼人的琐事所充塞，那么，无论你的事业做得多么辉煌，你都没有一点乐趣而言，只是如行尸走肉一般耗损着你的精力而已，没有真正体会到获得的喜悦。很多时候，悠闲与时间无关，悠闲是

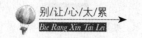

心灵的一种忙里偷闲。

其实，在这滚滚红尘中，我们每个人都是过客。我们无法改变现实的无奈，但我们可以改变自己的心灵。心境是自己的，可以宽广得容下天地，也可以狭窄得容不下一粒沙。是喜是悲，是悠闲抑或是喧嚣，完全取决于自己。拿破仑虽然拥有着一般人都没有的名利地位，然而他悲哀地说："在我的一生中，从来没有享受过一天的快乐日子。"而身患残疾的海伦·凯勒却说："生活就算给我再多不幸，我也是幸福的啊！"

当我们为那些似有似无的烦恼忧伤的时候，要知道，在市尘蔽眼处，依然有一处静土：在这里，无丝竹之乱耳，无案牍之劳形，只有一方心灵的岑寂，在喧嚣中为你守候，这就是心灵的悠闲，一份"乱世"中最难得的心境。

悠闲，需要我们用敏感细腻的心去体会。

悠闲是一种心境。刻意而为，不是真正的悠闲。人有时非常矛盾，一个人原本有很多资本去享受悠闲的生活，周围也有着天时地利人和的好环境，然而他却总是心存厌倦，没有理由的厌倦。太过熟悉的人和事，在漫长的日子里，已失去了悠闲的感知，因为习惯变成了茫然。很多时候，在人的一生中，最糟糕的境遇，往往不是困境，而是一个人的心灵陷入一种不知痛痒的疲惫状态，遗落了人生的悠闲之感。

这种被生活磨砺出来的木然，以及缺少激情丧失活力的心态，更加需要悠闲的调适和缓冲。

悠闲需要我们用敏感细腻的心去体会，因为它和时间无关，和环境无关，而是一种特别的心境。通常意义上的悠闲，并不一定是可以看得见的闲暇时刻，而是你在任何地方、任何角落都能感受到的一种心灵自由，这需要你自己去体验、去感受、去触摸。当然这可不是游手好闲，而是，就算你陪伴在客户的应酬晚宴上，依然有闲适之感，依然能让心灵自由呼吸；同样，就算工作家庭的事使你忙的焦头烂额，你照样可以在心底低吟浅唱，这就是真正的悠闲。有了这样的生活能力，我们就会感到安宁和自在，能在任何场合安心生活、学习和工作。

要真正享受到悠闲的滋味，必须学会让自己的心慢下来，而非出于身体的勉强需要。它像舞蹈家随着音乐转动的舞步，像体操运动员随着节拍跳跃的身姿，是为了迎合内在的旋律一样；而不像为了放松而放松的行为，不过是多了一种形式，心灵却还在被喧嚣盘缠，没有真正的释然。正是这个缘故，一切悠闲，皆与心境有关。

生活，因为有了悠闲的心境，而变得惬意有滋味。

 # 带着自我的个性，唱出心底的声音

> 你有你的生活背景，我有我的环境条件，每个人都在不同的人生轨迹上，走着属于自己的不同的人生道路，从而形成不同的人生经历。人只有带着自我的个性，唱出心底的声音，生命才能轻松无羁而精彩无限。

■ 个性，就是不会被所谓的"潮流"淹没。

茫茫人海中，每个人都是独一无二的，不可复制的。就像卢梭说的一样，当上帝把你造出来后，就把那个属于你的特定的样式给了你，所以，世间的每一个人，都有了不同的样式。

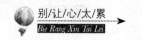

　　有一位哲人说过：世界上没有完全相同的两片树叶，也没有完全相同的两粒沙子。物体因为有了差异才变得丰富多彩，事物因为有了区别才变得与众不同，生活，也正是因为有了这许多的不一样，才变得绚丽多姿。

　　上帝所造的任何事物都有着自身的独一无二之处，任何生命都有着自己存在的独特性。一个人如若失去个性，总是希望活出别人眼里的精彩，心灵就会负累沉沉。

　　在过去的20世纪80年代，有一个流行用语叫"赶潮流"，也就是所谓的"流行"，比如：穿衣服，当时如果流行什么，满大街的人都会穿的一模一样，也不在意自己的肤色身材气质是否适合；再比如：看着别人"下海"经商，自己也恨不得赶紧挤下去捞一把金，好像只有这样才不会被潮流淘汰；再比如：当别人挎着小蜜在人前招摇而过时，自己也恨不得赶紧找一个，好像只有这样才能证明自己还不算太落伍……

　　其实，这种所谓的"潮流"就是剥夺个性的代名词。人要活着，就要活出自己的个性，根据自己的特点来修饰自己、按照自己的方式来表达自己、依据自己的想法来把控自己的方向，不人云亦云，不附庸风雅，也不会被所谓的"潮流"淹没，而是懂得展示最独特的自己，张扬最与众不同的个性，保持特立独行的人格。

　　当别人都在忙着玩"中性"时，你依然披着一头长发我行我素；当别人张牙舞爪大搞行为艺术时，你捧着一卷书照样读得津津有味；当别人忙着考研出国深造做海归梦时，你偏偏留在家乡做着随遇而安的"大学生村官"；当别人纷纷争着买跑车洋房时，你偏偏喜欢留在郊外的小屋中享受你的世外桃源；当别人茶余饭后出入高档会所忙着整容减肥时，你清心寡欲只管穿着拖鞋在小区里溜达；当别人开着跑车拉风而过时，你依然骑着脚踏车，飘着一头黑发穿越城市的夜晚……这就是个性。

■ 没有个性，我们就无法聆听到自我世界中那份来自心底的声音。

"一个人的个性决定着一个人一生的命运，心灵的轻松感，不在于拥有多少物质，而在于心是不是属于自己。"有个性的人，首先绝不会用攀比折磨自己，他知道没必要羡慕别人的生活，因为别人的幸福不一定适合自己，自己有自己的生活，只要心是快乐的，就算家徒四壁，也一样可以体会到幸福。而没有个性的人，就算生活再多地垂青于他，也照样无法让心灵释然，看到别人的幸福，自己就会闷闷不乐，因为丧失了个性，就丧失了感悟快乐的心境。个性为心灵涂抹上一层自信轻松的色彩，个性赋予我们在任何情况下都特立独行的魄力。没有个性，我们就无法聆听到自我世界中那份来自心底的声音。

个性十足的人必定洒脱。一个洒脱的人绝对不会被欲望迷惑，因为他懂得如何将贪心转化为知足；一个洒脱的人更不会被失败击垮，因为他有能力将痛苦变为得意。无论人生得失荣辱，他都能在苦涩中看到甜蜜，在伤害中看到风景。

■ 我的地盘我做主。

活出个性吧，这是让心不累的最好的活法。

活出个性，就是活的要有自我。个性的意义不仅是为了自由无羁的心灵，个性有时也决定着一个人的命运。没有个性的人，会因为没有果断的决定而失去人生的很多良机，在命运的大抉择面前也会因为

119

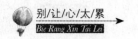

没有定见而踌躇不前。唯有个性十足的人，才能牢牢地掌握命运并扭转命运，面对周遭不同的声音，可以视若无睹毫不在意，只管抓住目标奔向前进。

活出个性，就是活的要有主见。甚至面对旁人赞美的声音，也要拥有一份冷静。如果总是活在别人的言论中，不但很累，而且可能在争议中无从选择，而错失良机，最后一事无成。

活出个性，就是活的要有原则。对于自己的未来，每个人心中都有着预先规划好的蓝图。所以坚持适合自己和自己喜欢的事情是很重要的，尤其是在青春年少这个有很多梦想的阶段，每个人都在心中编织着一个最神圣的梦，并且都在为这个梦做着努力。不管何时何地，都别忘记自己还有梦想，更不要被现实的诱惑迷蒙了双眼，大声地告诉自己"我有梦，请别搅扰我宁静的心"，那么，你离自己想要的生活就更近了一步。活着，只要不失去个性，就一定能找到自己的位置和光源。

活出个性吧，心也会在坚定中享受平静。

停下来享受美丽，即是现在

偶尔停下脚步，是为了让心中的幸福蔓延；偶尔停下脚步，是为了让感动在心间留驻；偶尔停下脚步，是为了让快乐的涟漪在身边回荡；偶尔停下脚步，是为了学会享受生活……

■ 不要等赚够了钱再停下来享受生活。

现代人都有一个共性，为了不得已背负的责任，为了追逐所谓的名利，为了改善物质生活，都匆匆向前毫不停留，甚至连正常的吃饭睡觉都觉得是奢侈。喧嚣浮躁的社会，忙碌不停的脚步，就好像去某个地方旅行，每一个景点都匆匆忙忙而过，没有多少时间停一停脚步，慢慢欣赏眼前的风景，细细阅读大自然的奇妙，结果，使一场原本丰富美丽的旅行，在我们眼中仅仅只留下了匆忙和紧张，喧闹和忧愁。

懂得享受现在的人，走过每一个地方，都不会忘记静静欣赏身边的景色。假如活着的目的是为了富足，富足的目的是为了享受，享受的目的是为了悦己，悦己的目的是为了挣更多的钱，你就会在"人生的路上只顾低头向前，心灵也会因为疲累而完全忘记生活的目的和初衷了"。

不要等赚够了钱再停下来享受生活，时间如流水，从指间划过，永远都不会等你。那时候，你单纯明媚的青葱岁月、你可以为爱不顾一切的简单、你身边亲人健康灿烂的笑容，还有你硬朗矫健的身形都会成为过去，而那时的你，除了对于过去的幸福、快乐、恩情与爱没有好好享受的遗憾，还有什么呢？

一位功成名就的商界富豪在古稀之年的生日宴会上，对朋友们说了他这一生走过来的感慨："很多人都以为我这一辈子一定很快乐，生活得富足而无忧无虑，其实不是这样的。在我还很年轻的时候，就开始为自己的事业打基础，就像被蒙上眼罩的驴子一样，任劳任怨不顾一切地向前冲，除了盯着眼前的目标之外，什么都看不见，一路上忽略了很多美丽的景致。奋斗多年后，功夫不负有心人，我为自己赢得了名誉、地位和财富。可是，我的心灵却并不轻松，也不快乐。我的孩子出生的时候，我正在外地谈一笔生意，没有回来，错过了眼看着一个小生命呱

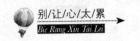
呱坠地的喜悦。我几乎没有时间和我的老婆孩子们一起吃饭，享受天伦之乐，我更没有尽到做丈夫和父亲的责任。由于忙着参加各种应酬、应对各种商业活动，我几乎没有时间做我喜欢的事情，也无暇出去旅游。这么多年来，我如陀螺般不停地旋转着，我这样的一生，失去了太多太多。"

是的，这样的一生，真的失去了幸福的初衷。其实，一定要把每天的时间都安排的那么紧吗？我们一定要只顾埋头向前，不能停下脚步，好好欣赏一下身边的景色吗？让你的心告诉你。

■ 停下脚步，回头看看自己，找找自己。

一位名叫纪伯伦的诗人曾经说过："我们已经走了很远的路，似乎都忘记了出发的初衷了。"其实，我们今天一路走到现在，最初想要做的事情很清晰，甚至很坚定，可是就在不断奔走的过程中，不知道什么时候似乎已经走了样，甚至忘记了自己到底为什么要走到现在。很多时候，我们就是在这样的迷茫中，看不清自己的心灵，丢失了自己的梦想。

所以，在人生旅程中，我们应该时时停下脚步，看看自己，看看是否走偏了路，是否还保留着初衷。

曾经看过一篇文章，内容很有意思，大概故事情节是这样的：有一支探险队要进入一座雪山去考察，于是请来了当地的村民做向导。由于探险队考察的时间比较紧迫，需要短时间内走很多地方，而这些村民也都非常辛苦，连着带探险队走了四天，路程探索也很顺利，大家都兴奋极了。可是到了第五天，就在探险队打算继续出发的时候，这些村民说什么都不走了，队员们不明白这是为了什么，于是提出给他们加钱，这时，村长解释说，不是钱的问题，按照他们的生存习惯，如果连续赶几天的路，就要停下脚步休息一天，以免疲惫的心灵赶不上我们的脚步。

生活中，我们就应该适时停下自己的脚步，放下压力的纠缠，还自己一份宁静与清闲，也给自己一份轻松与幸福。无论生活的愿望已经实现了多少，都随它去，要让自己偷时间休息。试着偶尔停下匆忙的脚步，给自己的心灵放个短假，舒展堆积于心灵的皱纹，忘却没有意义的烦恼，享受来自幸福生活的洗礼。

人生的旅途原本是一条绚烂多彩的风景线，可是我们每天忙于名利场，忙于理想的追逐，生命中最美好的感动已经悄悄错失了。

■ 停留生活的脚步，给心灵一次喘息的机会。

当我们被无奈地夹在世俗的缝隙中蹒跚向前时，我们要善于为自己紧张慌乱的心灵寻找一片栖息之地。

偶尔停下忙碌的脚步。走出去欣赏虫鱼鸟兽的灵动，观察日月山河的壮美，嗅嗅花香独有的沁人心脾，呼吸呼吸新鲜的空气。你会欣然发现，在停停走走的日子里，你收获的不仅仅是生命的精彩，在停停走走的日子里，你采撷到的是一种感悟，一种自励，一种不同于只在忙里忙外的特别收获。

偶尔停下忙碌的脚步。不要成为学习、工作的"奴隶"，打开那已经被束之高阁的日记本，将自己经历的每一次感动都记录下来，感恩的心也会因此而变得炽热；打开落满了灰尘的CD，放一张自己熟悉的唱片，听一听久违的歌声，生命的旋律因此而变得悸动；拿出曾经的照片，翻找着曾经年少时的轻狂激情，坐在碧水蓝天间，躺在青草花丛

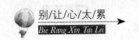

中，枕着胳膊，遥望着广阔无垠的天际，感受着自然的纯真博大，生命的脚步因此而变得深远宽阔。

偶尔停下忙碌的脚步。可以邀着三五好友在月下小酌，互相谈谈彼此的喜怒哀乐，分担彼此工作生活中的烦心事儿；可以陪同家人一起去郊外旅行，在行走中，慢慢释放心灵的负担；可以和儿时的玩伴搭乘火车到故乡探寻曾经的回忆，回味童年美好的时光，领略久违的乡亲父老的淳朴……

偶尔停下忙碌的脚步，去重新审视世界的美丽，去再度感受幸福的真意。当我们的心被压力填充的喘不过气时，不如停留生活的脚步，给心灵一次喘息的机会。

偶尔停下脚步，是为了让心中的幸福蔓延；偶尔停下脚步，是为了让感动在心间留驻；偶尔停下脚步，是为了让快乐的涟漪在身边回荡。

偶尔停下脚步吧，学会享受生活……

 # 慢乐，是心不累的另一种方式

放下速度，就能发现被忽视的生活细节，重新发现新的点滴快乐，简单的说，"慢乐"是将心灵沉淀下来、放慢脚步感悟生活的一种态度。当然，这种慢也是一种生活的智慧，毕竟现实的生活节奏要想真正慢下来还很难，但关键在于发现一种快中有慢、乱中求稳、闹中取静的方法。

■ 慢乐追求的不是旅途的终点，而是沿途看风景的心。

在最近几年的流行用语里，忽然多了一个叫"慢乐"的词儿。原来，现代人已经渐渐开始崇尚慢乐生活。这让很多习惯了快餐式生活的大忙人们，心里有点不太明白和适应呢？

想真正搞懂慢乐是什么？就先得了解"快乐"是什么？顾名思义，快乐就是，一闪而过的乐趣，来得快，去得也快，有时好像又不完全属于自己，甚至超越自己的把握之外，快乐之后，是更多对快乐的追求。我们都在期待快乐，却忽视了人生中也应该有"慢乐"。很多时候，"慢乐"是将心灵沉淀下来、放慢脚步感悟生活的一种态度。它也是享受生活的另一种方式，轻松而持久，在一切都讲究快餐式生活状态的今天，让我们来一段久违的"轻柔慢舞"吧，让慢乐成为一种意境，一种回归，成为当今社会喧嚣纷扰之余的别样体验。

细细品味，原来慢乐也可以很简单，它只是要求我们将自己的脚步放慢一些，偶尔让心来一次行云流水的漫游。安排好时间，劳逸结合，调配好空间，张弛有度。这个过程中，慢不再是形式，而是实实在在感受快乐。

在遥远的古代，有两个人遇到了酒仙杜康，便向他求索酿酒技巧。杜康告诉他们必须选用优质的黑糯米，再调用冰消雪融后的泉水，然后放入用上千年的紫砂制成的陶瓷，再用生长出来的第一片新荷盖在瓮上，密封七七四十九天，就可以打开饮用了。

两个人听后，虽觉得这些材料都不太好找，制作起来也甚难，但是得到酒仙的点拨，心里还是蠢蠢欲动。后来他们通过努力找到了所需的各种材料，并且带着无限的期待将这些东西按照杜康的指点一起调和密封起来，然后慢慢等待着七七四十九天之后的奇迹。

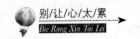
第一个人，是个急性子，于是等待酒的酿制成功的过程，成了一种煎熬。他甚至有些寝食不安，有事没事都要过去看一看，摇一摇。在这漫长的期待中，终于等到了第四十九天，他干脆一夜未眠，翘首企盼，他一遍一遍地等待鸡鸣，希望破晓之际快快来到。当第一声鸡鸣，晨雾慢慢升起的时候，他再也无法忍受了，迅速打开了陶瓷，一股难闻的味道扑鼻而来，原来瓮里的水没有变成酒，而是像醋一样酸涩刺鼻。

而另外一个人，不紧不慢地等待着，虽然也希望水变酒的时刻快快来到。但他在等待的日子里，继续着以前的生活，白天照常出去干活，晚上依旧在灯下读书，四十九天很快就过去了。当第四十九日凌晨，第一声鸡鸣时，他慢慢地走下床，慢慢地吃早饭，不一会迎来了第二次鸡鸣，这时，他走出房间，悠悠然地看着从东方慢慢升起的太阳……这时，他转身走到屋里，揭去荷叶，瞬间就嗅到一股淡淡的清香。于是，他斟出一杯酒，只见酒色清醇，轻轻抿了一口，味道极其甘甜，在齿颊间慢慢萦绕……

这就是慢的味道，这是一种等待的乐趣，一种期盼的芬芳，一种从容的情调，一种惬意的精彩。正所谓：慢中自有滋味长。慢乐需要让心沉淀，需要细细感受。慢乐追求的不是旅途的终点，而是沿途看风景的心，美丽而浪漫。

■ "慢生活"是一种感悟细节、品味浪漫的生活方式。

一个信徒因为不能清心祷告而苦恼不已，整天闷闷不乐。一天上帝问他，你认为一生中最幸福的时刻是什么呢？信徒说，能清心虔诚的一刹那最有幸福感！上帝笑着说："操练虔诚是一个持久的过程，在这个过程中需要一个人保持慢乐的心态，以虔诚祈求的本身为乐，而不是以最终实现的结果为乐，只有这样才能感受到进入虔诚的快乐。信徒欢喜受教。"

人的一生也像一个信徒的操练过程，要学会培养整个过程中热情而长久的乐趣，慢乐是长久的基础，如清风细雨般扑面而来，缓冲了人生的急促，愈久愈甘甜，回味无穷。

其实，美好的日子不是富裕的日子，而是自由自在、慢乐悠闲的日子，按照自己的想法去生活，做自由的你，就能发现心灵中的慢乐。慢乐是人生应该有的生活方式，是培养快乐心情的基础。

发现和体验生活的乐趣是与生俱来的，几乎不受外界因素的干扰，只要你懂得用心营造就可以。所以，慢乐需要心灵的释放，为自己寻找开心的理由。做任何事情都要先放下纠结和执拗，不必羡慕别人的幸福，能做到尽力而为就可以。所以，只要用心去经营，就会找到心灵快乐的点。只要多一点心思，多一点发现，慢乐就在转念之间。

当然，这种慢也是一种生活的智慧，毕竟现实的生活节奏要想真正慢下来还很难，但关键在于发现一种快中有慢、乱中求稳，闹中取静的方法。

放下速度，就能发现被忽视的生活细节，重新发现新的点滴快乐，简单的说，"慢生活"应该是一种放下脚步、感悟细节的生活态度。

这种慢是心灵的宁静，是在疲惫之后的短暂休憩，是生命有快有慢的抑扬旋律。林语堂在《人生盛宴》中曾经说过："能闲世人之所忙者，方能忙世人之所闲，人莫乐于闲，非无所事事之谓也，闲则能读书，闲则能游名胜，闲则能交益友，闲则能饮酒，闲则能著书，天下之乐，孰大于是？"

■ 如何去把握"慢乐"的生活，是每个人都应该学习的。

"慢乐"是一种别致生活。关键取决于一个人别样的生活情趣，与

127

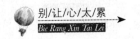
三五知己，抑或孑然一身，或于碧水湖畔，听一段歌曲，披一身婆娑树影，伴着清风吟唱。或临窗而坐，手捧一卷书，读几阙词，慢慢地咀嚼其中的味道。

突然发现因为"慢乐"，平日的浮躁荡然无存，幽默不知从哪里跳了出来，激情如同清泉般，渐渐输入心肺，那种快乐难以言状。

"慢乐"是一种优质生活。为了摆脱压力，可以选择走出城市，走进自然，就像已经在某个地方扎下根来，渐渐融入，慢慢沉醉，终于与自然天地融为一体。

"慢乐"是一种品质生活。清晰地调整好生活节律，放慢脚步，调匀呼吸，轻轻地对自己说：慢下来，悠着点。千姿百态的世界，诱惑那么多，甚至每迈出一步，都会面临不同的选择。但我们必须面对所有的一切，并学会适时放弃，才能轻松慢乐。

在一切都讲究快餐式生活的今日世界里，我们如何去把握"慢乐"的生活，是一个值得思考的问题。

心灵的空窗期，可以给生命喘息的机会

有一首叫《没那么简单》的网络歌曲，一度红遍大江南北，其中有一段歌词是这样唱的：感觉累了就放空自己，别人说的话随便听一听，自己做决定，不要把事放在心上，轰轰烈烈不如平静。

很多时候，我们带着欲望满满的心灵，追赶着时间的脚步，感受不到自由的存在。心灵的空窗期，可以让我们沉淀下来，找回真实的自己。这个空间，能让一个人的心灵变得澄彻透亮，有了这样的空间，生活的内容和节奏也会变得舒缓自然。

心灵太满会让人生出烦躁！放空自己的心灵，才能轻装上阵。当心灵被欲望充满，不知足就会不断攀升，追逐的脚步也会愈加急促，仿佛不能停歇一般，让人难以呼吸。所以，给自己一个空间去释放心灵，时间不需要太长，三五天即可，这段时间你可以什么都不做，让心里不必要的牵绊放空、放下。放开没有什么特殊的技巧，而是要懂得学会放手，才能学会如何拥有，才能让心不累，才能靠近快乐。

小柯是一个聪明能干的女孩，大学毕业后到一家外企上班，因为业务能力强，很快就晋升为部门经理，年薪也随着职位的上升而不断飙升，业绩好时年薪能上百万，这让许多人非常羡慕。

可是近一段时间以来，小柯心情很不好，因为天天加班到深夜，周六日也很少有时间休息。面对强大的工作压力，小柯很焦虑，好像生活中除了工作就是工作，甚至连陪家人的时间都没有，而且她感到自己的内心就像一个急速奔跑躁动不安的野马，永远都停不下来。其实，这不全是时间的问题，而是因为自己没有了安宁的心境。

某天，小柯决定逃离一段时间，她休假在家，关闭了所有外界的信息，把自己关在房间里，静静地坐在窗前的书桌上，弹着久违了的木吉他。虽然都是一些过了时的音乐，甚至弹得音律不齐，但是小柯似乎不在乎弹出的内容，但这种随意拨弄的自由，让她的心轻松了，平静了。

就这样，小柯一个人静静地想着这许多年来走过的路，想着这一路

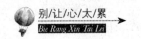

奋斗的艰辛，突然生出了许多感概。看着窗外的芸芸众生，她忽然明白了，三十多年来，她没有真正为自己活过，也从没珍惜过身边的人和事，只是在忙碌中默默地任凭时光流逝。

上班的第一天，小柯毅然决然地递交了辞职书，然后进入一家小公司做了一名普通的职员，薪金自然没有以前高，但她可以天天和家人在一起，现在的周末，小柯不再是加班到深夜，而是经常带着女儿一起去学跳舞，她说，如果没有那一天心灵的放开，她将永远不知道什么是人生真正的快乐。

如果你也如故事中的小柯一样，那就学会放空吧，心灵的空窗期，可以给生命喘息的机会。

当被身边的事务缠绕时；当被琐事的烦躁困扰时；当深感追逐的脚步疲惫时；当涌动的思绪翻滚时，请学会放松，把思绪排空，寻找内心深处那个自己现在何处，听听它想要倾诉的声音。

走得太急，就会忽视身边本该珍惜的幸福，所以要学会等等，让脚步别超过灵魂太远。很多时候，我们正是因为无法做到物动心不动，无法做到看淡得失，才让许多事情搁置于心，慢慢长成压力，最后变得无法释怀。因此，我们更要学会放空，让心自由地呼吸，让脚步畅快地行走。

能让心灵栖息放空的只有自己，能真正释放自己的也只有自己，生命的焕发和破灭更是在于自己，因此，我们要懂得呵护自己。累了，就休息一下；烦了，就诉说一下；倦了，就放松一下。没有人能替代你的忧虑，没有人能左右你的选择，更没有人能阻止你的脚步。所以，你要学会自己排解忧虑，自己选择快乐，自己寻找自由，学会简单些、淡然些，倾听自己心底的声音，感受生命的跃动。

我们的心灵像一部很复杂的机器，在不停地忙碌着，如果不能给它适度的空间，那么它将夺走你的快乐，使你和幸福绝缘。这时的你，最需要做的事情，就是放空心灵。

让心灵放空一次吧，可以暂时将所有与物质有关的东西都排空，没有压力与舆论的顾及。贾宝玉在《红楼梦》中说过这样一句话：赤条条来去无牵挂。也就是说，一个人来到世界上，没有什么东西是真正属于你的，也没有人能永恒地陪伴着你。所以，偶尔的孤独是非常必要的，学会享受孤独，品位寂寞，摒弃一切物欲的追求，让心灵放空，万籁俱寂，让时光停驻，何须在意事情的发展是好是坏，何须理会喧闹沸腾的人群，你现在只属于你自己，没有谁能打扰你的心，没有谁能夺走你心灵的自由。

我们不需要给自己一个具体的生活条框，也不需要担忧明天的脚步何去何从，更不需要一定去证明生活的逻辑真理。心灵需要一种适度的独行，生命只是一个简单的个体，不要问来去何处，这都是再自然不过的规律。圣经《箴言书》中说：人一生的道路，是由心发出来的。心灵是空是满，其实完全在于自己的支配。既然该来的会来，该走的会走，不如不想，不如等待，不如孤独，不如让心灵放空。

曾经看过一期电视节目《快乐大本营》，做客的是钢琴家郎朗。他在节目里说自己在很累的时候便会放空自己。就是让自己盯住一个地方不思考任何事，把思想抽出去，这个时候是听不见任何声音的。不去记住那些扰乱心智、迷乱我们心情的事情，让自己的心学会过滤。

更多的时候喜欢一个人，静静地享受属于自己的那份孤独。一首歌，一篇文，一杯茶，无人打扰。不用思考，不用工作，不用考虑街上的熙熙攘攘，不用理会闲杂人等的叽叽喳喳，不用计较尘世间的恩恩怨

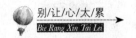
怨，不用顾虑你我他的得失过往。

感受大自然给你的恩惠，鸟儿叽叽喳喳的叫声，似悦耳的歌唱。耳畔的风儿把沉睡的小草唤醒，一切都是那么富有生机……什么都不做，与花草相伴，与蜂蝶为伍，享受蓝天白云，享受鸟语花香。

放空才是人生最高境界，适当给自己溶解压力。你将会体会到从未过有的幸福感、满足感。

放空后的心灵定会迎来一个清新舒适的明天！

让心灵回归，
才能看见最真实的自己

> 成为一个关注自己心灵的工作者，并不难，它只是需要你保持一种心态，一种不再盲目、不再麻木的自由心态。完全避免生活的喧嚣是不现实，但学会从喧嚣里沉淀下去，归于心灵的真正的自由，还是可以做到的。

■ 让心灵回归，看清什么该放下，什么该留下，什么该丢下……

很多人都说，浮躁的时代，浮躁的生活，在忙碌中忘掉了自己为什么而忙。明知浮躁却无力改变，而心灵，也找不到回归的土壤。

事实上是，需要我们马上去做的事情似乎很多，它们纷纷涌入心里，把心灵真正的需要挤到角落里，搁浅着，渐渐失去生机。

很多时候，我们的生活就在日复一日机械化的忙碌中，在没完没了的应酬中，在觥筹交错中……我们的生活似乎很丰富，钱越挣越多，房子越买越大，事业越做越辉煌，但是，心灵却越来越空虚，空虚到失去了美好和快乐的初衷，甚至忘记了生活的感动是什么。我们的心灵渐渐失去知觉，找不到快乐的理由。

一位明星在接受采访时，记者问他，你的人生如此成功，你认为一生中最愉快的事情是什么？这位明星说："我得到的东西并不能给我真正的愉悦，我最愉悦的时候，就是一个人，什么都不想的时候，可以静静地与自己的心灵对话，回归心灵的自然！"

这位明星的愉快，就是回归心灵的快感，是一种从里到外的真正的自我发现，自我关照。能够享受这样的快乐，只是因为他和自己在一起，和自己的心灵在一起。

生活中有太多的无奈，有太多的不如意，有太多的心灵负荷，有太多的往事不堪回首，有太多的记忆留有伤痕。这个时候，就需要我们给自己留一点时间，一点空间，让心灵回归，看清什么该放下，什么该留下，什么该丢下……

■ 在回归中，一步步给予心灵重新调整、提炼的机会。

在电影《紫日》里有一些很感人的画面：二战期间，一名中国农民和一名俄罗斯女兵，押着一名日本女孩，冲过日军的枪林弹雨、哨卡、战机，躲过恶劣的自然环境，来到一座碧蓝的湖边。看着清澈的湖水，每个人的眼神里都泛起了丝丝希望，俄罗斯女兵忘情地扑入湖水，面朝天空，轻轻闭上双眼，她要洗去战火留下来的伤痕、恐惧、愤怒、硝烟……那湖面清澈蔚蓝、晶莹剔透，映衬着深邃辽远的天空，远山的绿树，旖旎间点燃了心灵的自由。这时，画外音响起，一声清脆的"妈——妈——"，划破寂静，在空旷的远山间久久回荡。这一声呼

133

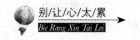

唤，给予人震撼内心的感动，仿佛自己就是穿越血雨腥风、枪林弹雨的战士，在硝烟中，寻找自由的间隙，让心灵不再担惊受怕。

我们每个人的一生，就像这部电影描述的一般，穿越喜、怒、哀、乐、包罗万象的生活战场，经历着欢快悲凄、感动的伤痛，当我们放下一切，慢慢调整，让心灵回归自由，就能看见最真实的自己。

远离都市的喧闹、远离世事的纷扰、远离无谓的猜忌、远离物欲的贪婪、远离情感的纠葛、远离无尽的应酬、远离繁琐的工作、远离朋友的误会、远离心灵的狭隘……卸下一身疲惫，让心灵回归自由。

让心灵张开双臂，轻嗅花的芬芳、感受朝露的气息、沐浴温暖的朝阳。让这颗负重而疲惫的心变得轻松，茫然而失落的心变得平静，悲凉而脆弱的心，变得坚强。在回归中，一步步给予心灵重新整形、调整、提升的机会。

我们也可以试着让心灵邂逅这样一幕情景：你好像来到一望无垠的田野，片片麦田在清风中欢呼舞动，远处的山峰在空旷中旖旎，你置身其中，在这自由徜徉的风中，迈着轻快的步伐奔跑，那风是如此撩人心魄，甚至让你在追忆人生走过的一幕又一幕的场景，你就会忽然变得如此清醒和冷静。也许，不能马上帮你解决心灵的困惑，至少，这片刻的宁静回归，就是永不枯竭的人生动力，它将推动着我们走向下一步人生路，抵达风光无限的山峰。

让心灵回归自由与自然，就是让心灵在喘息中蓄势，在沉淀中等待；就是让心灵重新调整，整装待发，面对新的开始。

■ 给自己一点时间回归心灵，是我们对自己的释放和慈悲。

心碎、心伤，只是生活中偶尔闪现的小小点缀，关键在于找准心灵的出口，让心灵在疲惫之余接受冲刷和洗礼。

上帝给人类创造出一个世界，原本是要把幸福和快乐留给人类，而我们却总是身不由己地被世界所挟持，以致于忘掉了做人应该有的快乐。但我们终究是需要自由的，一颗渴望自由的心总有回归心灵本真的本能，这不是一句空话，也不是无病呻吟，而是人发自内心的真正需要。所以，给自己一点时间回归心灵，应该是我们对自己的释放和慈悲。

回归心灵，是为了还心灵一份恬静。对心灵来说，需要真正属于自己的空间，需要自由飞翔的境界。可以在某个闲暇的时间，紧闭双眼，什么都不想，那份空灵，都在现实的喧嚣之外，抛开一切生活的烦杂，让心灵自由。你现在可以看见的，就是自己的心灵，在这片心田之上，再无其他。在这种真正的静谧中，你会体会到前所未有的不食人间烟火的快感，完全彻底的放松，你就是你自己的主宰。

回归心灵，是为了和心灵对话。在无人打扰的空间里，问问它的感受是什么，它需要的是什么，最喜欢什么，最不愿意接受什么，它还有什么需要表达，有什么需要宣泄……它的需要决定着你真正的幸福，它的心声决定着你未来的道路，他的建议就是你需要修正的地方。发现自己心灵真正的需求和渴望，然后满足它，就是在给自己灌注生活的激情，激发感受生活美好瞬间的能力，而一颗鲜活的心，更容易引导我们发现生活的智慧。

从这个意义上说，回归自己的心灵，也是关爱自己，拯救自己最好的方式。

成为一个关注自己心灵的工作者并不难，它只是需要你保持一种心态，一种不再盲目、不再麻木的自由心态。完全避免生活的喧嚣是不现实，但学会从喧嚣里沉淀下去，归于心灵的真正的自由，还是可

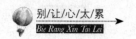

以做到的。

　　真正属于我们的，只有自己，只有自己的心灵，我们不爱护它，还会有谁来爱护它呢？对自己的心，请学会慈悲吧！

　　久居樊笼，要学会放下心灵的负累，回归自由，让心灵重获崭新的活力。

第六章

原来世界如此简单

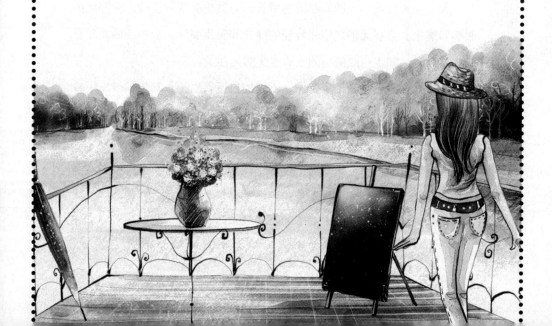

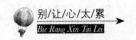

童真，是心灵
最美的一抹色彩

"一个人懂得在成年后依然保持一颗童真的心，才能算一个真正的人。"小时候，快乐是很简单的一件事，现在，如孩子般简单，是一件很快乐的事！其实，童真是一弯碧水，一张白纸，纯净无杂、简单自然，无欲望之诱，无功名之累，不刻意、不焦躁、不纠结、不苛求、不执拗……

■ 一个快乐的人，懂得在成年后依然保持一颗童真的心。

有这样一句话："一个人懂得在成年后依然保持一颗童真的心，才能算一个真正的人。"

人在成长过程中，随着年龄的增长，心灵也会变得复杂。受环境的影响和熏染，会在无形之中将曾经的纯真和善良腐蚀。当单纯的童年已成为过往时，如水一般清澈的童真也荡然无存了。

许多人在为了生计忙碌奔波，不停的追逐着幸福，却偏偏淡忘了曾经拥有的那份简单的童真之心才是最快乐的。

有这样一个故事：女人刚刚搬到一栋楼里，可是就在当天晚上家里突然停电了，黑暗中的她有些害怕，慌忙找出一支蜡烛，打算点上，这时，门铃响了。开门后，邻居家的小女孩正站在门外。她就问："有什

138

么事吗？"小女孩说："阿姨，停电了，你们家有蜡烛吗？"女人心想，我刚搬过来，她就过来借东西，以后指不定还有多少麻烦事呢。于是便说："阿姨早上刚搬过来，没有蜡烛。"只见那个小姑娘甜甜地微笑着，从背后拿出两根蜡烛，一脸纯真的神情，说："我担心您家没有蜡烛，喏，这个给你！"女人一时惊呆，继而感动，缓缓接过蜡烛。

孩子的心灵多么纯真！她原本是来给女人送蜡烛的，可是女人却以为她是来借蜡烛的，成人喜欢以世俗的眼光看待事情，可她没有想到，这个孩子会在停电的时候，用最纯真的爱将光明送给她。成人世界里，如果能拥有一颗童真的心，生活就会多一抹美丽的色彩。

一个人开了一个玩具店，一天，一个七岁的孩子来到他的店里，看中了一件精美的玩具，但是这件玩具价格不菲，只见孩子走到他面前，拿出了自己收藏的几颗非常精美的玻璃球，说是要用最心爱的玻璃球来换那件刚刚看上的玩具。这个人犹豫了一下，最后还是欣然答应了，当孩子正要走出店门时，他叫住了孩子，说道，"把这些球都拿回去吧，孩子，我只留一颗就够了！"看着孩子奔跳着离开的身影，他笑了。

故事中的人，用敏锐的心发现了童真的可贵，用一份美好的情怀使自己获得了心灵的通透。其实，人生最不幸的事情，就是在我们一天天长大的过程中，遗失了心灵的童真……

■ 童真是生活的一种态度，是人生的一种情趣。

为自己保留一颗童真的心吧。不要因为年龄的增长或环境的变化而改变了童真的情趣。

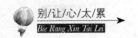

真正的童真不是扭扭捏捏的虚伪，也不是矫揉造作的傻气。童真是生活的一种态度，是人生的一种情趣，是对自己和身边人的宽厚和关爱，是对生活、甚至是对挫折的幽默和调侃。保留一份童真，即使你人老珠黄、青春已逝，依然会拥有快乐简单的清澈眼睛，依然有发自内心的无邪笑容。

我们习惯了成人世界的约束和条规，因此心灵也被套上了无形的枷锁，生活中有太多所谓的对与错制约着我们渴望自由的心。有时候，我们因为别人的赏识而喜欢自己，因为别人的指责而否定自己，因为别人的意见而改变自己。我们的心灵因为成人世界的复杂而变得负累沉沉。因此，不如向孩子们学习，自然地打开心灵的枷锁，像孩子一样喜欢自己、接受自己、欣赏自己，肯定自己，从而愉悦自己。

孩子的心灵是简单的，他们从不会对谁心怀芥蒂，也不会想得太多。在成人的眼里，事物很容易复杂化，也很容易在有色眼镜下变得面目全非。成年人的心灵很敏感，也很容易被触痛，出于自我保护，自然也就有了一颗戒备之心，喜欢戴着面具与别人交往，这样也就慢慢丧失了真实。

但是，孩子的心灵是纯净的，他们的眼神简单而明亮，并且总是对世界充满好奇。很多时候，我们不得不惊叹孩子们的想象力。我们每个人的心灵也应该如孩子一般充满情趣，而好奇心就是增添生活情趣的源泉。在你与同事在一起的时候，在你忙碌着眼前工作的时候，在你周旋在老婆孩子中的时候，在你拿起事业接力棒的时候，你完全可以放下理性的负担，用孩子一样童真的心灵和眼光去观看这个世界，寻找一份轻松的快乐。如果一个人失去了童真的好奇心，那么世界留给你的只有灰暗。

■ 保持童真就是拥有一颗单纯的快乐之心。

儿时的快乐是一种自然而然的心灵愉悦，是很容易被满足的。一份小小的礼物，一部精彩的童话，一根甜甜的棒棒糖，一个微笑的鼓励，一句简单的赞美，一场刺激的游戏，一部好看的动画，都是让心欢呼雀跃的理由，都是快乐的源泉。快乐就是快乐，无须在意别人的想法，更不需要被环境左右，想笑就笑，想哭就哭，快乐在心间流淌，简单、自然。因为童真而不再佯装快乐，因为童真而不再预支烦恼，因为童真而心地纯洁清澈。保持童真，就是要我们的心灵不再为了谁而伪装自己，做到简单行走，自由飞翔。因为只有不断在童真中寻找乐趣，创造快乐，才能拥有一份自由无羁的人生。

当然，这也并不是说我们要装嫩，只是希望我们可以像孩子们一样对生活充满真诚的热切，而不是麻木冷淡，漠不关心。我们甚至可以像孩子一样玩玩儿时的游戏：一家人爬在地上玩弹球，就算刚买来的新衣服占满灰尘也无所谓；带着孩子一起玩藏猫猫的游戏，就算价格不菲的皮鞋被蹭破一块皮也不要紧，抛开这些不必要的规条，管它有没有洁癖，只要快乐，就可以玩到脸红心跳。忙里偷闲，如果人人能如此，心灵自然就没有负担了！

童真贵在自然，就像山泉的流淌，花儿的绽放，鸟儿的鸣叫一样，悦耳且单纯；童真贵在无伪，没有尔虞我诈，没有明争暗斗，可以与别人心与心的贴近，直接且坦诚。

拥有一颗童真的心，就可以拥有一份自然干净的意境。过于在意外在和环境，只会让人的心灵被压力充斥。只有放下无谓的担忧，突破樊篱，如孩童般流露纯真天性，或爬上树梢，或放声高歌，洒脱无羁，方能摆脱世俗的困扰，清除心灵的疲惫，拥有内心的安然与和谐。

其实，童真是一弯碧水，一张白纸，纯净无杂、简单自然，无欲望之诱，无功名之累，不刻意、不焦躁、不纠结、不苛求、不执拗……

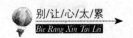

有时，单纯比城府更有感染力

> 因为单纯，我们每天面对的都是发自内心的微笑；因为单纯，我们才敢于将自己的爱毫无保留地给予别人；因为单纯，我们才能结交很多坦诚真挚的朋友；因为单纯，在我们需要帮助时才会有无数双温暖的手伸出来；因为单纯，我们觉得活着是一件简单快乐的事；因为单纯，我们就算受到伤害，也不会怀疑人生，也依旧心怀热情。

■ 陶醉在事情本身的快乐中，就是一种单纯的幸福。

一片轻舞飞扬的羽毛，轻轻巧巧地在天空中飘摇，偶尔，它落了下来，在阿甘的脚旁驻足。这是电影《阿甘正传》里很经典的一段情景，主人公阿甘因为单纯的心灵世界，最终为自己赢得了幸福，虽然这种幸福并不符合大众的心理需要，但却为阿甘自己带来了真正的心灵慰藉。

影片中有一句经典对白是这样说的："生命就像一盒巧克力，你永远都不知道下一刻会得到什么。"生活正因为如此，才需要我们用单纯的心去经营和等待。

每个人都在想，人生在世，到底该怎样活着？有的人说：就是为了活着而活着；周国平说：活着是为了活的更好；魏书生说：活着就是为了活得有价值；尼采说：活着，就要像个婴儿一样活着。

尼采的话说的很有深意，像婴儿一样单纯地活着，才不会让自己心太累。正是因为思虑过多，人生才会变得繁重而复杂。有时明明应该享受当下，却总是不忍将过去放下，也不愿意走出对未来的焦虑，固执地抓着过去、未来与现在同行，我们的生活当然只能以疲惫收场了。

一位老人静静地在湖边钓鱼，很久都没有钓上一条鱼来。

一个小伙子看到后，不解地问："你为什么不换一个鱼比较多一点的地方呢？你看，那边的人们已经钓了很多鱼了。"

老人说："虽然我没有钓上多少鱼来，但我很喜欢这种只为了钓鱼而钓鱼的单纯快乐。"

小伙子一脸的疑惑："钓鱼的乐趣不就是在鱼儿上钩的那一瞬间吗？"

老人看着小伙子微笑着说："你所说的乐趣并不是真正的乐趣，真正的乐趣是没有欲望的，带着欲望色彩的乐趣，激情过后只会让人陷入更多的担忧与躁动之中，而我享受的快乐是单纯的、自然的，是最真实的。钓鱼享受的是垂钓的过程，我钓鱼不是为了吃鱼。"

夕阳西下，老人依旧守着鱼篓在垂钓，还不时地哼着快乐的歌儿。

小伙子不禁讶然："整整钓了一天却一无所获，怎么还能如此快乐？"

老人却开怀大笑地说道："鱼不上钩，那是我无法改变的事，但是我却怀着单纯的心钓来了一天的快乐！"

老人因为心灵的单纯，所以很快乐，这是一种质朴的、为了快乐而快乐的感受。所以，生活中没必要想那么多，陶醉在钓鱼本身的快乐中，就是一种单纯的幸福，而且对于身处压力中的我们来说，最舒心的生活就是那种最单纯、自然的快乐。

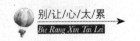

■ 如孩子般单纯，在成人世界中，是让心获得释放的最好方式。

我们为什么喜欢孩子，就是因为孩子的世界很单纯，因为他们质朴可爱的笑容。这种单纯，如果能应用在成人世界中，那实在是让心获得释放的最好方式。记得小时候，受到老师的表扬就可以让我们发自内心的手舞足蹈，一次有父母相伴的出游就可以让我们笑到泪花涌出，生日之际收到伙伴们的礼物更是会让我们在梦里都要叫出声来。童年的快乐，就是因为在不长大的心里，有一个叫做"单纯"的小精灵在悄悄撒播着幸福的花瓣。

经常听到人们喟叹现代社会人际关系复杂，经常看到人们因为心灵郁闷而采取一些极端的发泄方式，这一切不健康的心理因素，皆起源于两个字：复杂。复杂是单纯的对立面，人心太复杂，就很难轻松，复杂总是让我们"小事化大，大事化繁，繁事化难，难事化苦。"

这些事情的出现，都是因为我们遗失了单纯，换来的却是自认为聪明的复杂。我们一点点地遗失自我，忘记自我，成为别人。其实，生活的美好触手可及，我们感觉不到是因为我们不懂得留心。当我们摒弃世事的牵绊，平心静气地倾听自己的心灵时，那种快乐，那种浑然天成的幸福感便随之而来。躺下来时，你能感觉到风儿轻抚耳畔的温柔；睁开眼时，你能瞥见一颗流星划落天际的美丽弧度；张开双臂时，你能感觉被阳光紧紧拥吻的温度。你可以停下脚步，深呼吸，再深呼吸，这时你会发现，那单纯的快乐，像涓涓溪流般浸入心田，所有的纷繁，所有的茫然，都消失了，快乐、幸福和美好便蜂拥而至。

其实，单纯是一种上帝的恩宠，就像圣经中说的一样：清心的人有福了。一个人，能清心单纯地对待一切，真的是一种幸福。单纯地以清澈的眼睛看这个世界，单纯地以双手触摸雨后的花草，单纯地以鼻腔细

144

嗅空气中迷茫的自然味道。单纯地活在当下，而当下就算苦涩也无所谓，只要真实就好。既然生活的味道原本就充满酸甜苦辣，那又何必思虑太多。世间很多事情都是过眼云烟，已经发生的事情既然无法改变，那就不必念念不忘又忧心忡忡。如果真的无法释怀，那就单纯地把你的经历当成一场梦去看待吧。

■ 因为单纯，我们觉得活着是一件简单快乐的事。

在复杂和单纯之间，希望我们都可以选择单纯！正如尼采说的，像婴儿一样天真单纯地活着，人才不会太累。一个单纯的人，不会因他人的眼光而改变自己，不会因别人的一句话而思前想后，更不会被名利所累、不会被欲望纠缠，只要做好自己该做的事情，只要有一颗平常心，只要无愧于自己的心……就像曾经流行的一句话"复杂的事情简单做，简单的事情认真做，认真的事情用心做，用心的事情淡定做。"这才是最好的方式，过单纯的生活，真实而简单，也就保持了对生活的热情和追求。

单纯真好，像婴儿一样单纯地活着，这不是幼稚愚昧，单纯是一种可爱的生活态度，是一种轻松的自然心态。

单纯是一湾湖水，在烦恼时如清清碧波为你漾起丝丝惬意和温馨。

单纯是一块晶莹剔透的水晶，透明纯净得可以看得到心灵深处最隐秘的背景。

单纯是一片没有修剪的草坪，是毫无掩饰的肆意生长。

单纯是一种没有遮拦的海阔天空，是那"任你红尘滚滚，我自两袖清风"的超然。

拥有单纯，你就拥有了宁静，拥有了自由。因为单纯的你让人毫无戒备，毫无设防，毫无做作，毫无虚伪，一叶知秋。别人看到你的单

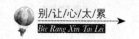
纯，就会由衷地给予你帮助，对你敞开他的胸怀，于是，你会体会到心与心之间没有隔膜的幸福。

所以，请学会给予自己和别人单纯吧。因为单纯，我们每天面对的都是发自内心的微笑；因为单纯，我们才敢于将自己的爱毫无保留地给予别人；因为单纯，我们才能结交很多坦诚真挚的朋友；因为单纯，在我们需要帮助时才会有无数双温暖的手出来。因为单纯，我们觉得活着是一件简单快乐的事；因为单纯，我们就算受到伤害，也不会怀疑人生，也依旧心怀热情；因为单纯，我们才有了更多爱的理由。

我们幸福，我们自由，因为我们的心拥有单纯。

心因为太复杂，
才显得累赘

> 很多美好的事物有时候就是这样自然而然地来到你的眼前，根本不用如何费尽心机地去攫取。有时，就在我们浑然不知的时候，那些我们曾经拼命刻意追求的东西，其实已经就在身边了，因为我们的忽视，才如此视而不见。

■ 一加一等于二的问题，并不复杂。

如果有人对你说："你挺好，活得简单。"不要以为他是在贬低你，认为你幼稚无知。要知道，他或许是发自内心的羡慕你，因为在这个纷繁喧嚣的世界中，能活得不复杂，实在是一种奢侈。

每个人活着，都会在心里积蓄一些欲望，因为有了欲望，所以我们会变得越来越复杂。而人一复杂，痛苦就来了。心因为太复杂，才显得累赘，再加上我们又不愿意将这些复杂的事都放下，于是，快乐就更难了。

生活中，有些时候我们所遇到的问题，原本简简单单即可轻易解决，但多疑的我们偏偏钻牛角尖，非把简单的问题复杂化不可！

有这样一则故事：某公司的人才招聘会上，面试经理向前来应聘的一个年轻人提出了一个很简单的问题，即一加一等于几。

年轻人听了之后冥思苦想，他觉得这应该不是等于二这么简单的答案，抓耳挠腮的憋了半响，也没有回答上来。

面试经理看着年轻人着急的样子，笑着说："一加一明明等于二嘛，如此简单的算术题你怎么都不会答了呢，小伙子，别把什么都想得那么复杂！"

年轻人方才恍悟，原来经理提出的这个考题是醉翁之意不在酒，关键在于考察一个人的心态，结果自己把简单的问题给复杂化了！

故事中该年轻人遇到的问题，也是我们每一个人在生活中都会遇到的问题。倘若让一个孩子来回答一加一等于几的问题，他肯定会毫不犹豫地果断回答：等于二。

这就是一个人的心理作用在作祟。孩子的心是纯真无暇的，不会像成年人一样，在简单的问题面前也不惜用复杂的头脑去思考，所以他们心里怎么想就怎么回答，直来直去不用绞尽脑汁，也不懂得如何拐弯抹角。所以，有了孩子一样的心，就会活得轻松，没那么累了！

"少年不识愁滋味。"这就是童年天真快乐，无拘无束的原因！很多时候，我们的"愁滋味"并不是生活本身赋予我们的，而是因为我们

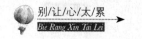
的心，总是有一个叫"复杂"的怪物在里面纠缠着、盘旋着、萦绕着，让我们片刻不得安宁。

正是因为这颗日渐成熟的尘心缠累太多，所以，很多事情就变得越来越复杂。如果我们总觉得回答一加一等于几的问题，是一种难以启齿的低能的不成熟的表现，那么原本简简单单的一加一等于二的问题，在我们心里，就会演化成为一件玄机重重的事情，甚至要比谍战片还充满悬疑！

■ 你认为他简单他就简单，你认为他复杂他就复杂。

其实生活中很多事情并非都是那么复杂，关键在于我们心灵的认识态度。有些东西，你认为他简单他就简单，你认为他复杂他就复杂，但我们似乎习惯了宁愿心思缜密地复杂面对，也不愿心无旁骛地简单处理。所以，我们常常会感觉到心累，感觉到力不从心！于是，我们也在有意无意间错失了很多幸福的体验。

上帝在一个密闭的房间里，分别带进去三个人，一个小孩、一个物理学家、一个数学家。然后上帝吩咐他们说："请你们用你们认为最好的最快乐的方式，使这个黑暗的房间被光明充满"。

上帝话音未落，物理学家马上就开始着手画这个房间的结构图，然后开始分析采光的最佳位置，以及到底在哪个地方开一扇窗户最为合适，光结构图画了无数张，但物理学家还是无法确定到底应该在哪个位置开一扇窗更为合适。

数学家这时也是忙得不可开交，先是找来尺子度量房间的长宽高，然后细细地计算房间的面积，思索到底能用什么方式很快将房间的采光问题解决掉。

148

只有那个小孩看上去不慌不忙的，只见他找来一根蜡烛，擦亮火柴，点燃了蜡烛，房间很快就变得明亮起来。当孩子沉浸在光明的欢笑中时，数学家和物理家却还是一筹莫展。

上帝问数学家和物理学家："难道你们不明白，蜡烛可以照亮房间吗？"两人异口同声地说："当然听说过，可我们觉得不可能是这么简单的方法啊！"

上帝说："如果你们能像孩子一样思考问题，就不会想不到办法了，简单的心一旦复杂起来，欢乐就会愈行愈远。"

生活中我们也总是用一颗复杂的心来看待人和事，所以我们常常觉得自己离幸福很远，总是觉得心太累。其实，要想让心灵更接近幸福，办法很简单，那就是：走出复杂。

▇ 很多美好的事物，有时候就是这样自然而然地来到。

走出复杂，从此刻做起。

从尔虞我诈，是是非非中走出来吧。我们每天围着工作转，被各种应酬牵着走，忙的找不到心灵的落脚点。我们行色匆匆，忘记了瞥一眼车窗外的风景，我们也没有时间和家人吃一顿简单的晚餐，哪怕只言片语地给远方的至亲好友写一封信，都是一种奢侈。我们总是怀揣着沉甸甸的心灵往来奔跑，为忙碌而忙碌，为生活而生活！

其实，我们大可让心卸下复杂的负担，不想那么多。只需片刻，我们可以站在阳台上心无旁骛地眺望远方，让头顶上的青青蓝天、悠悠白云，让耳边的清风徐徐将发热的头脑唤醒，整理一下纷乱的的思绪。这时也许你会蓦然发现，生活其实并不复杂，就像这眼前的阳光蓝天白云，青草绿树，完全是如画的景致。

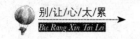
你会感叹，其实很多美好的事物有时候就是这样自然而然地来到你的眼前。根本不用如何费尽心机地去攫取。有时，就在我们浑然不知的时候，那些我们曾经拼命刻意去追求的东西，其实已经就在身边了，因为我们的忽视，才如此视而不见。

所以很多时候，别把生活想的太复杂，想的太难，想的太可怕。走过生命的每一站，都会有不同的经历，在这经历中也许还会有几度彷徨，几许忧伤，但是这都不能让我们心怀幽怨。因为，这有限的生命如何经得起我们的挥霍。惟有学会无论身处何处，无论深陷何种环境，都能用一颗如孩子般可爱纯真的心去感悟生活，这样，就算经历了风寒阴霾的磨砺，也能怀着一颗初生牛犊不怕虎的冲劲，才会在阳光明媚的日子如蝶破茧，自由飞翔。繁华落尽不可怕，曲终人散不可悲，只要心不复杂，我们就能安详依旧，日子也依然可以在岁月里平淡流泻。

别想的太多，世上没有完美无缺，也不是所有的事都如人愿。简单一点，淡定一点的人生才更真实，轻松就是如此这般。

 # 简单的心，
人生天马行空

一切随缘，不要试图去改变什么，有些东西不是你想改变就能改变的，顺其自然的简单最好，自己也省心。学会让自己在世事百态前放下任何心的起伏，淡然冷静地去看这个世界上的一切，你会发现，原来一切都很好，没什么大不了的。

■ **该吃的时候就吃，该睡的时候就睡**。

风在丛林间呼啸穿梭，因为它享受着简单的狂野；鸟儿在天空中盘旋直上，因为它陶醉于简单的自由。

凡是简单的事物，都是这样的随意、自然。人生之简单，如水墨画中的几笔线条，在清新中有着淡淡的疏朗，有着清清爽爽的宁静。

简单是心灵的释然，是心境的率真。简单绝不是蒙昧无知，更不是幼稚无能，而是我们每一个人面对纷繁世事时，发自内心的一种随缘淡定的人生态度。

很多时候，我们愁眉不展，生活得沉重而无奈。爱人一个不知其意的眼神，便会让自己坐卧不宁；朋友一句无心的玩笑，也会让自己浮想联翩；偶尔说出一句不假思索的话，也会担心自己惟恐招惹了是非……我们几乎心无宁日，拥有一颗简单的心灵，是多么幸福!

世间人事，原本是简单的来，简单的去，却因为我们自以为是的聪明，而使其变得复杂；本来再平常不过的事情，却因为我们的故弄玄虚，而变得高深莫测。于是，很多麻烦和不必要走的弯路也就由此诞生了，人生许多美好的时光也因此被浪费掉了。

该来的自然会来，该去的自然会去，想那么多干嘛?

简单是心灵的净化剂，它通常表现在平常最单纯的生活方式上，比如，该吃的时候就吃，该睡的时候就睡，该做的事情就去做，不该做的事情就不去想。换言之，简单的心，就是让自己的心境在喧嚣的世俗里拥有一方"碧海蓝天"。

很多时候，我们都很难让自己快乐起来。这种不快乐，并不是因为快乐与我们无缘，而是因为我们的生活遗失了简单。

■ **孩子容易满足，是因为在他们简单的心里，只要他们想**

151

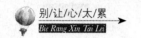
要的东西。

一个衣食无忧的富人，总感觉生活不自由。一天，已经厌倦了这种生活方式的他，决定去遥远而美丽的异乡寻找自由。于是，富翁带着自己的金银财宝开始了漫长的旅途。

一路跋山涉水，他发现自己越走越累，越走越烦躁，根本没有感受到一点所谓的自由。但他还是不停地走啊走，根本就没有心思欣赏沿途的风景，也无心体会闲云野鹤的悠闲自在。

一天，富翁碰到了一个衣衫褴褛的农夫，欢快地唱着山歌迎面走来。富人忍不住问道："你为什么看上去如此快乐哪？"

"我快乐，是因为我的生活简单自由！你看，我刚从庄稼地里回来，我种的果树又长高了很多；在路上，我还采到了很多蘑菇，今天晚上，我的家人可以吃到香喷喷的蘑菇汤了，还有什么比这更值得高兴的事情吗？"农夫微笑着回答。

"我以为，快乐自由是一件很难的事情，真的像你说的那么简单吗？"富翁好奇地问道。

农夫憨厚地笑着说："哪里有什么难的，只要你学会享受生活中最简单的幸福，就可以了。"

富人忽然顿悟：自己一路背着沉重的钱囊，所以这一路上担心的事情太多。晚上睡觉的时候害怕被人打劫，白天行路的时候害怕被人跟踪，整天惊魂不定，怎么能体会简单的自由呢？

心只要简单一点，就会轻松无比。如果故事中的富人能丢掉身上的钱囊，用简单的心去欣赏沿途的风光，他肯定会收获快乐。他会因为心灵的轻松而快乐，也会因为无欲的释然而快乐。

我们总是很羡慕孩子的快乐，因为他们心境单纯，生活简单。对于一个喜欢玩具的孩子来说，满屋的金银不如一件毛毛熊能给他带来快乐，所以，孩子容易满足，是因为在他们简单的心里，只要他们想要的东西。

▣ 顺其自然的简单最好，自己也省心。

不奢求锦衣玉食，不垂涎奢华富贵，不追求新潮时尚，过一种回归自然的生活，尽管物质生活不如人，但内心世界却过着充实丰盈的生活。现在提倡一种 "心灵回归运动"，就是人们转换生活重心的做法，强调简化外在的物质生活追求，把人的注意力从身外浮世中腾出一些空间，放在心灵上、精神上、情感上，过一种平衡淡定的生活，一种真正有思想有感知的生活。

简单的生活，是心不累的源头，为我们省去了许多被外物纠缠的烦恼，又为我们打开了身心释放的快乐空间。其实，简单生活不是必须贫苦，你可以豪宅香车，但仍然让生活简单自然。简单生活，并不是要你放弃物质的追求，放弃因劳作而该有的享受，而是说在生活、学习、家庭、工作的重心之余，能去掉世俗浮华的烦恼琐碎，让心在一个简单的空间里自由呼吸。

其实世界原本是很简单的，人有衣有食就当知足。一切随缘，活在当下，就是幸福了。很多成功者奔波一生，年老时大多会发出这样的感慨："其实，经历过之后才知道，人生真正需要的东西并不多，生活越简单越好，只要抓住你心里最想要的东西，有那么一两件就足够了。"一切来源于自己的心，就像《圣经》中说的一样：人一生的幸福，是由心发出的。人的心可以很宁静，不要存放太多东西，更不要堆积杂事。一切随缘，不要试图去改变什么，有些东西不是你想改变就能改变的，顺其自然的简单最好，自己也省心。学会让自己在世事百态前放下任何

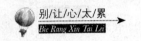

心的起伏，淡然冷静地去看这个世界上的一切，你会发现，原来一切都很好，没什么大不了的。

人生容易让自己不快乐的因素很多，这就在于我们自己心灵的选择，如果心任由纷繁复杂的琐事纠缠，那自然会越来越累，越来越烦恼。如果我们懂得放逐琐碎的烦心事，学会用简单的心寻找快乐，这样就能保持良好的心灵状态，在简单平凡的生活中为自己营造心灵的自由。

有一个简单的秘诀大家可以尝试一下，学会无论何时何地，试着把自己当成一个生命中的看客，更是一个过客，让心走出自我，走出世事繁复，好像自己与一切都没有任何关系。或者把一切都当作一部电影，自己不过是影片中的主人公，静静地看着自己身在其中的同时，无意中，也就读懂了自己，读懂了生活，读懂了幸福。

简单之美，美在浑然天成，毫无修饰。简单并不意味着枯燥单调，也不是肤浅轻浮。简单是一种轻灵的境界，简简单单地生活，简简单单地做人。

简单能使人的内心世界变得透明，从而使心灵之窗更有利于采撷阳光。简单，能使人与人之间坦诚相见，能使生活更加轻松洒脱，能让我们做事时避免很多不必要的弯路，直截了当地、真实地展现自我，生活因此也变得轻松无限。

做人，简单一点；做事，简单一点。简单是轻松快乐的最好方式，因为有了简单，于是，我们的人生才更加完美、更加幸福。

别想太多，
纯粹的事最能打动人心

> 曾经走过的旅途，不过是人身必经的驿站而已，无论
> 是甜是苦，都会成为过去，该来的自然会来，该去的自然
> 会去，让一切变得纯粹吧，让一切顺其自然吧，只要心灵
> 的自由还在，每一天都是一种美丽的遇见。

■ 想得太多，就是让心作茧自缚。

有一句至理名言是这样说的："人生啊，别想的太多，别计较的太多，很多事情原本就没有什么对与错，人生不过短短几十年，想得太多了，无异于挥霍生命"。

作茧自缚，顾名思义，就是说蚕用自己的丝将自己缠缚，这是一个很有寓意的道理。蚕，不辞辛劳地吐丝，一层又一层地包裹着自己。直到将自己紧紧束缚起来，看似好像有了坚实的营垒，有了自我保护的防线。可是，也正是这些裹缚自己的美丽丝线，让生命多了一层靓装的同时，更多了一层疲惫和桎梏。

人，其实和蚕有着相同的特质，不辞劳苦地吐丝，以为这些绚丽的丝可以编制出人生最美丽的画布。于是，就任凭爱情的丝，家庭的丝，工作的丝，亲情的丝，欲望的丝，名利的丝，紧紧地包裹在自己身上。而当这些纷乱的丝线越裹越厚，越裹越严实的时候，人心也因为不透气的窒息而变得无助。

155

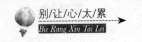

作茧自缚，正是自己缠累自己的一个过程。当你真的被束缚在茧中无力逃离时，心，也失去了奔跑的方向。

心，是最难以驾驭的。但是，只要你能摆脱俗事之丝的纠缠，其实也是一件很简单的事。回望古人的来时路，不也是如此吗。"逃禄而归耕"的陶渊明，年轻时怀着"大济苍生"的壮志，可后来实在看不惯东晋皇室的腐败，于是他宁可饿死也不愿为"五斗米而折腰"，更不愿与腐朽势力同流合污，最终辞官归隐田园生活，找到了"闲话桑麻"的恬淡安适。

心，是一个可大可小的容器。可以小到容不下一粒沙，却也能大到容得下天地万物。心是充满弹性的，可大可小，收放有度，有取有弃，这样，才能自由调节，应万变于不变。

不妨学会在内心深处，给自己存留一份轻松淡然的空间。淡不是淡漠，不是漠不关心，恰恰是一种浓到深处的迂回，是一种随遇而安的境界。高山无语，深水无波，心因为深入的平淡，才能体会物我两忘的境界，才不会想得太多。生活，需要的就是这种清淡的底色，这样的人生才能轻盈飘逸。

■ 纯粹的心，天真无邪，混沌未开，绝不会杞人忧天。

有一个很有趣的小故事：古时一位画家与好友在一处用饭，只要了一个馒头，一碟咸菜，一杯白开水。老友不解其意，欲添菜，笑着问画家："白水馒头咸菜，你不觉的咸菜太咸，白水太淡吗？"画家笑着说："有咸有淡的味道，才是人生的真意嘛。"这不由得让人想起，丰子恺曾经说过的一句话，"人生本如此，咸淡两由之。"

万事由心而发，忘却名利欲，不要想太多，把不愉快的情绪拒心门之外。让心简约，无杂念堆砌，无盘丝纠缠，却似浩荡的大海，磅礴而旷远，四处充盈着宁静的旋律，每一个角落都洋溢着欢乐的乐音。

学会让心简约，让心纯粹，纯粹地生活，纯粹地恋爱，纯粹地工作，甚至纯粹地悲伤，因为心无城府，所以倒显得极度轻松。

这种所谓的纯粹，就是一种什么都不想的状态，该做什么做什么，无论做什么，都会专注地去做，心无旁骛，没有杂念，也不会思前想后。也正是因为这种纯一的生活状态，心才免去了几分不必要的负累！

若一定要追根溯源，就是这种专注的意念。意念属于难以把握的东西，但是正是因为它的漂浮不定，所以才必须用"纯粹"去把握它。专注的心，可以为我们带来平静，所以，一个懂得运用纯粹的人，就能体会到这种心灵的安定。反过来说也是一样，一个总是被各种人生的情绪感染的人，往往很难体会到纯粹的意义。

三毛写过很多小说，其中一部叫《滚滚红尘》。红尘滚滚，有多少心灵的浮尘在浮躁中激荡。一个人心若浮躁，思虑太多，就无法专注地做好任何事情。而心灵的纯粹，正是击败浮躁的最好利剑。这大概可以解释，为什么生活在这个时代的人们总是觉得幸福遥遥无期，就是因为心里滋长出来无数不必要的烦恼，甚至连自己都已经难以取悦自己了。

纯粹的心态之所以让人觉得轻松，因为它无所顾忌，说的通俗点，也就是所谓的没心没肺。譬如，我们竭力追求的事情，至今无法成就，所以心里免不了焦虑，免不了烦躁，免不了失落，但是，我们完全可以适度放弃，不属于自己的求也求不来，不如享受现在可以把握的幸福，让心获得得失随缘的纯粹，就已足够。这种不计较得失，忘乎所以的心态，才能自得其乐。

纯粹的人就像小孩子，天真无邪，混沌未开，绝不会杞人忧天。他们懂得让事物自然地发展，不刻意不强求，不较真不纠结。在他们的心

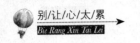
里，人生就是一场修炼，一旦炼到炉火纯青的境界，想不纯粹都难。

其实，纯粹原本也是很简单的，就是在你用心地做一件事的时候，即使外界的声音再多，即使有很多不堪的后果等着你，即使有可能万劫不复，你依然在不知不觉的过程中，享受着心无旁骛的纯粹的喜悦。

■ 别想得太多，别管结果如何，即使无疾而终，至少你曾经拥有。

没错，生活的本色是美丽，只是因为我们想得太多了，心便多了几分后顾之忧。别想得太多，因为时间会带走一切，所有的人生悲喜不过是过眼云烟，只要怀着一颗纯粹的心走下去，一切都有柳暗花明又一村的那一天。别想得太多，不要给我们的生活平添累赘，人生就会轻松一些。

有时候，生活的惊涛骇浪，让你变得不知所措，于是你喟叹生命不能承受，此时，倒不如放下所有的顾虑和畏惧，告诉自己，你是很幸运的，至少你还有生命在，只要活着，就有希望……

别想得太多，有时一句话，一个鼓励，一部电影，一幅画，一本书，甚至一朵路边的野花，都能让你的心豁然开朗，你会蓦然明白：原来，曾经走过的旅途，不过是人身必经的驿站而已，无论是甜是苦，都会成为过去，该来的自然会来，该去的自然会去，让一切变得纯粹吧，让一切顺其自然吧，只要心灵的自由还在，每一天都是一种美丽的遇见。

当你走过人生的故事，路过曾经相遇的人，无论感受如何，经历如何……别想得太多，人生短暂，缘分来之不易，无论对人对事，别管结果如何。即使以后无疾而终，至少你曾经拥有过，就是美好。

别想得太多，人生的滋味就会不一样。

无法改变的事情，
执拗不如接受

> 对于那些无法改变的事实，就让我们笑着去接受吧。
> 很多时候，决定我们是否快乐的，并不是事实本身，而是
> 我们适应现实的应变心态。我们惟一应该做的，是改变自
> 己的心态，重新调整自己，让自己去接受事实，并试着改
> 变事实。

■ 面对无法改变的事情，过于极端的处理只能让痛苦变本加厉。

生活中有好多事情，是我们无法改变的。

努力工作可业绩却一直上不去；拼命赚钱可物质生活却依旧拮据；苦心经营爱情可情感屡遭背叛。还有一些自身的因素：我们的背景、家庭环境、外貌身材、教育程度、办事能力、命运的无常、情感的失落……如此等等，是上帝的安排，有些是与生俱来的，也是我们无能为力的。

有一个报道，说是在某个城市的一家医院里，一位年轻漂亮的女医生服药自杀了。很多人得知这一消息后，都觉得难以理解。

这个女医生只有三十五岁，毕业于一所著名的医科大学，几年前因为医德高尚，医术高明，从县城调到了市里的大医院，她的家庭也很好，丈夫体贴入微，儿子活泼可爱，按理说，一家人生活在一起，原本

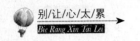

该是无忧无虑的。

所有认识她的人都感觉十分惋惜，一个条件如此好的优秀的女人，为什么会采取这种极端的方式来结束自己的生命。

知情人都知道，她的父亲不久前去世了，她一直很爱她的父亲，她的心灵无法从丧父之痛中走出来。自从父亲去世以后，她就像变了一个人似的，脸上失去了往日的笑容，热情活力消失了，对人生的期望也消失了。

因为无法接受自然的生老病死和意外，她固执地让自己从一个美丽热情的女子变成了一个整日愁眉不展的人。最终，她因为极端的不能自拔的悲痛，置年幼的儿子于不顾，置丈夫的怜惜于不顾，选择结束生命去追随父亲了。

当她的生命结束的那一刻，痛苦得到了解脱，但是，她却忘记了一个母亲应尽的责任，忘记了一个妻子应尽的义务，忘记了自己曾经立下的救死扶伤的神圣志愿，而把无尽的悲伤留给了她的家人。

对于这些无法改变的事情，悲伤是可以理解的，但是过于偏执极端的处理方式，只能让痛苦变本加厉！

接受事实是改变现实的第一步。

要知道，对于这些命中注定的现实，我们就算如何不甘情愿，也是无法改变的。任凭你如何抵死纠缠都无济于事，所以也只能选择妥协。面对那些无力改变的事，我们惟一能做的，就是接受，这才是上帝给我们的最好的选择。

有些事情，有人先天就有得天独厚的优势，有人无论如何努力都得不到，这也是无法改变的。何况，正是因为有了这些让我们心有余而力不足的无奈，生活才平添了更多神秘感，激发我们去探索和追求。

160

西方有一句耳熟能详的谚语：不要为打翻的牛奶而哭泣。看着被打翻的牛奶，执拗的人会喋喋不休地抱怨自己，并久久地沉浸在惋惜的痛苦之中；聪明的人会淡然处之，既然牛奶已经打翻了，抱怨伤感有什么意义？不如做一些有意义的补救，努力工作赚得更多的钱去买牛奶，才是正事。现实中也一样，面对无法改变的事实，我们就不要去改变它们，而是乐观面对、积极接受。与其盯着不能改变的事情，不如着眼于可以把握和控制的改变上，比如自己的情绪、心态、做事方式、学历知识等一些自我的因素，把自己努力引导到一个良好的平台上，去积极改变你想改变的现实。

"对于那些无法改变的事实，就让我们笑着去接受吧。"很多时候，决定我们是否快乐的，并不是事实本身，而是我们适应现实的应变心态。就算我们在不愿意接受的事情面前歇斯底里，依然无济于事，不能带来任何本质性的变化。我们唯一应该做的，是改变自己的心态，重新调整自己，让自己去接受事实，并试着改变事实。

当人生突如其来的事情发生时，要学会接受不可改变的现实。接受事实是改变现实的第一步，只有迈出这一步，才能冷静地为事情找到恰当的解决方法，因为当我们的心态得到了改变，做事方式和分析能力也才会得到相应的改变。

◣ 事已至此，别无选择

在荷兰一座古老的教堂里，写着这样一句让人过目不忘的话："事已至此，别无选择。"

接受现实，并不是任凭命运的摆布而无动于衷，也不是在痛苦面前心灵的麻木。只要我们愿意努力去挽回，必要的争取还是可以的。但是，当我们发现事实已经无力回天时，我们最好就不要再苦苦挣扎，拒

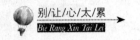

绝面对了。要学会接受不可避免的事实，只有如此，才能让自己的心处于一种平衡状态，才不至于患得患失。我们每个人都要学会一门必要的人生课：那就是积极去面对并接纳不可改变的事实。

一个旅行者在途经的一座小镇逗留，为了下一段旅程未雨绸缪，这个人问一位坐在旁边的老人："明天天气怎么样？"老人看也没看天空就回答说："是我喜欢的天气。"旅行者又问："会出太阳吗？""我不知道。"他回答道。"那么，会下雨吗？""我不想知道。"这时旅行者已经完全被搞糊涂了。"好吧，"他说，"如果你喜欢这种天气的话，那会是什么天气呢？"老人看着旅行者，说："很久以前我就知道我没法控制天气了，所以不管天气怎样，我都会喜欢。"

由此可见，为你无法控制的事情而烦恼，是一种徒劳。记住：你没有能力改变要来的事情，但是你有能力改变自己的心情和态度。如果你不懂得把握事态的变化带给你的影响，它们就会反过来要挟你。

当遇到事情实在无法接受时，不妨换个思路劝解自己：没什么大不了的，不就是工作不太满意吗，可是有很多人的工作还不如我呢！不就是票子赚得没有别人多吗？可是钱不多快乐多了不也是好事吗！不就是别人住洋楼你住平房吗？可是住平房出入多方便啊，也不用担心住在楼房里左领右舍都形同陌路了……这样一想，是不是觉得很多事情并不是完全不能接受的呢？

想开点儿吧，不能改变，就试着接受，多大点儿事儿啊，日子简简单单、快快乐乐就行。只要你的心态放对了，慢慢地，你就会发现，你是世界上最容易满足的人，无论是喜是悲，你都能找到快乐的理由。

|第七章|

让心"低"入尘埃

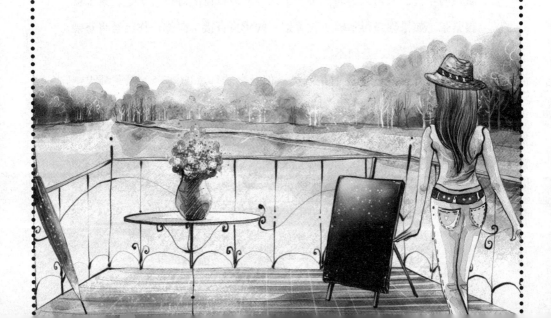

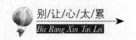

学会低头示弱

示弱不是妥协，而是突出重围的一种理智的退后，一种心灵的释然。生活中向人示弱，可以避免因小失大；工作中向人示弱，可以收敛锋芒并扩大人际圈。成功者示弱，可以显示你低调不张扬的胸襟；普通者示弱，可以创造时机以便日后变得强大。

■学会示弱，是为了避其锋芒，隐匿蛰伏，静观其变。

示弱，看似是一种无能为力的表现，实则是一种自我保护的方式。你见过柔软的柳枝吗，随着微风轻轻摇摆，柔而韧，有一种不一样的美。

一个处处争强好胜的人，自然会在无形中为自己树敌。在这个竞争激烈的年代，人与人之间似乎多了几分磨刀霍霍的对峙，于是，氛围就很紧张。如果你懂得示弱，就算别人的矛头直接指向你，你已经将坚硬的外壳收起，他也奈何不得。

蜥蜴和恐龙很久以前是同类，但是随着环境的演变，恐龙都灭绝了，蜥蜴却在环境中生存了下来，这其中很重要的一个原因就是，恐龙体积庞大，性情凶蛮很难保护自己；蜥蜴身形小巧，虽然弱小，却很利于自我隐藏保护，因此存活了下来。

听说海滩上有两种不同的螃蟹，一种强悍凶狠，性情暴躁，好战好斗；一种性情温和，善于妥协，每每遇到敌人，它都会收起大钳子，爬在沙滩上，不管你如何踩他咬他，它都不理不睬。经过很多年的演变，奇怪的现象出现了，那些强悍的螃蟹变得越来越少，直至最后全部灭绝；而那些温和的螃蟹，反而繁衍生息，遍布全世界的海滩。

科学家们通过研究后发现，那些凶悍的螃蟹因为天性好斗，在自然界的争斗中已经死了一大半；二是因为他们太强横不懂得保护自己，因此另一半也死于天敌的口中。而温和柔弱的螃蟹，因为善于隐藏保护自己，而得以生存下来。

国外的一些心理学家曾经做过这样的实验：一个高大强壮的男子在车辆湍急的道路上横穿而过时，愿意为他让路的车辆不到百分之四十；而一位行动迟缓的老人横穿而过时，愿意让路的车辆达到百分之百，大家都觉得这样做是理所当然的。弱与强，在最关键的时候，收到的效果是不一样的。弱，有时可能是一种强；强，反而会成为弱。

在日常生活中，人们似乎习惯了用"毫不示弱"来称赞一个人的勇气和魄力，但一个不懂示弱的人，也许能逞一时之勇却很难获得长久的真正的强势位置。倒是有些人，处处宽容，适时妥协，不善争执，心境平和淡定，不被世事纷扰纠缠，做事倒恒久长远。

很多时候，学会示弱，是为了避其锋芒，隐匿蛰伏，静观其变。古人所说的"韬光养晦"，大抵就是此意。高调示威是每个人都会做的，但低头示弱却是少有人能做到的。正因此这样，才更需要有勇气迈出这一步。

■ 示弱是一种冷静的力量，能让我们清醒地面对现实境况。

俗语说的好，好汉不吃眼前亏，这话是很有深意的。现代竞争激烈的社会，选择适时适度示弱，才能最终为自己赢得有利的形势。

20世纪90年代，瑞典一名登山运动员，历经千辛万苦，来到喜马拉

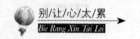
雅山，打算登上顶峰。当他与其他登山者一起攀登到距离峰顶300英尺（1英尺＝0.30米）的地方时，他突然决定放弃攀登，返身下山，当然他的放弃也就意味着以前的努力都前功尽弃了。他之所以做出这样的决定，是因为他算好了返回山下的时间，虽然还有14分钟就能登上顶峰，但那样他会错过安全返回的时间，无法在天黑之前下山，就会很危险。可是其他的登山运动员却不肯接受他的意见，毅然继续攀登，后来虽然都攀登到了顶峰，但还是错过了安全返回的时间，全部葬身于雪山中。而他因为选择了适时妥协，终于有机会在第二次登山中轻松地登上了峰顶。

示弱是一种蛰伏，就好比勾践卧薪尝胆，是一种真正的智慧。适时地示弱、妥协，有利于暗中悄悄储备力量，确保以后获得真正的成功。我们若只以敌对强势的心态面对人和事，那么就可能激化矛盾，永远无法找到真正解决问题的办法。示弱是一种冷静的力量，能让我们清醒地面对现实境况。

示弱不是妥协，而是突出重围的一种理智的退后，一种心灵的释然。生活中向人示弱，可以避免因小失大；工作中向人示弱，可以收敛锋芒并扩大人际圈。成功者示弱，可以显示你低调不张扬的胸襟；普通者示弱，可以创造时机以便日后变得强大。该示弱时就示弱，能屈能伸，换一种方式，改变一下姿态，就能巧妙地避开人生的障碍，顺利地走在通往成功的路上。

示弱是一种心灵的觉醒，是一种拿得起放的下得气度。示弱不是退缩，不是惧怕，更不是无能，而是一种委婉处事的方式。

■ 人要善于示弱，无论是生活中还是工作中。

向父母示弱，让父母知道，我们虽然长大了，虽然可以独立了，但我们仍然需要他们的庇护和关爱。让父母明白，尽管他们已经年迈体衰，但是依然可以为儿女支撑起一片天。不要在父母面前太过强悍，哪怕是微不足道的事，至少让父母觉得对于儿女来说，他们是有价值的，而不是子女们生活中的累赘。

向丈夫示弱，展示自己作为女人独有的温婉柔弱，让丈夫围在你身边，展开保护你的羽翼，对你倍加呵护；向丈夫展示你的憨傻可爱，激发丈夫萌生出大男人的气度，自信满满地经营生活，为你们的未来谋划，创造温馨甜蜜的家庭生活。

向孩子示弱，用行动告诉他，你不是无所不能的，你有你的难处和不易，你也需要孩子的安慰和理解，也需要他的体谅和支持。这样，至少让孩子明白，不是只有你有义务保护他，他也有义务体谅你、照顾你。让孩子因自己在你面前存在的价值，而不断萌生人生的自信和勇气；让孩子学会分担，懂得责任，走在人生路上，不会因没有父母的帮助而选择逃避现实。

向同事示弱，当他们看到你谦恭的态度，看到你和气的口吻，看到你宽厚的心态，自然会心甘情愿伸出手来帮助你。"三人行则必有我师焉"，取长补短是学习的最好方式。多一个敌人不如多一个朋友，强悍只能树敌，而示弱是扩大朋友圈的秘诀，做一个不敌对别人，又不被别人设防的人，何乐而不为呢？

人要善于示弱，无论是生活中还是工作中。老子说过"强大处下，柔弱处上。"对于人类来说，面对强硬不低头的人是有魄力的人，而适当地选择示弱妥协的人则是智慧的人。

示弱，让我们的心灵不再因为无谓的执着而疲惫，那么何不卸下自己的盔甲，尝试一次示弱。

167

谦虚的心，
不只是老生常谈的口号

> 虚心的人，为了更好地充实自己或为了事态发展得
> 更好，愿意接受别人的意见。当然，虚心并不代表没有自
> 己的主见，完全听取别人的意见。而是在自己原有的想法
> 上，有选择地对别人的意见进行分析辨别，留下那些对自
> 己有帮助的意见。

■一个人越优秀，他就越懂得谦虚。

在崇尚个性张扬的现代社会，谦虚好像是一个过时的话题，已经被大多数人遗忘了，取而代之的是浮夸和炫耀。尤其在浮华的现代名利场，人们更是想尽办法张扬自我，许多人已经不知谦虚是何物了。倒是一些名人和古人把谦虚运用得淋漓尽致。

一位作家在自己的著作中写道："莎士比亚是一个极其谦虚的人，他本人其实并没有什么过人之处，但是正因为他具备了难得的谦虚，所以他总是能在很短的时间内学到更多的东西。"

莎士比亚自认为自己不过是普通人中的普通人，而且与他人没有太大的差别，而就是在他人看来微不足道的谦逊，让他变得与众不同。虽然他的文学天赋是与生俱来的，但他似乎根本没有觉得这是可以拿来炫耀的资本。事实上，他的成名有很大一部分原因不是因为他的才能，而是因为他的谦逊。

这不难看出：一个人越优秀，就越懂得谦虚，越谦虚就越成就他的优秀。这种谦虚更多的体现了他内心深处的自信。因为自己本身的优秀已经证明了一切，事实胜于雄辩，他不必去宣扬什么，也不必为自己做任何广告，就能让别人看到自己的闪光点。

一位商界精英送给他儿子的励志箴言——"心灵高洁如上帝，行动谦卑如乞丐。"意思是说，一个人的心灵要永远如上帝一般拥有高尚圣洁的情操，但行动要如乞丐一般谦虚低调。

我国著名诗人白居易，每每写出一首诗，总是先读给村妇和小孩听，然后再反复推敲修改，直到他们一致认可叫好，才算定稿。一位才华横溢的大诗人，能放下自己的身份，虚心听取村妇和小孩的意见，这实在是值得人们敬仰的一件事情。正因为如此，他的诗篇才会通俗易懂，在民间广为流传。

■ 虚心才能够广征思路，这比一个人独自瞎琢磨要少走很多弯路。

虚心的人，为了更好地充实自己或为了事态发展地更好，愿意接受别人的意见。当然，虚心并不代表没有自己的主见，完全听取别人的意见。而是在自己原有的想法上，有选择地对别人的意见进行分析辨别，留下那些对自己有帮助的意见。只有善于听取别人的意见，才能帮助提升自我，更快地完善自己。

松下幸之助是享誉海外的日本企业家，一度被人们认为是"经营之神"。不过他在事业的起步阶段，也同大多数人一样，基本什么都不懂。例如，每当一件新产品上市之前，他都不知道该如何给它一个合适的市场定价。为了帮助自己恶补这方面的经验，他常常一个人到各个零

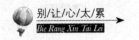

售商那里去学习。他认为请教这些常与普通消费者接触的零售商是上上策。而且这样做既省时又省力，也不需绞尽脑汁琢磨，没有比它更划算的了。

三个臭皮匠赛过诸葛亮，能放下自己的面子身价，虚心去求教他人，才能够广征思路，这比一个人独自瞎琢磨要少走很多弯路。如果你能重视这种"虚心"，做到"三人行必有我师"，你就离成功不远了。

凡是懂谦虚的人，必定是一个心胸豁达的人，一个能与别人融洽相处的人，因为这样的人不会咄咄逼人，不会心胸狭窄，更不会给人难堪，他们懂得发现自身的问题，努力加以改正。和这样的人生活在一起，你不会因为他的出色而自惭形秽，也不会因为他的优秀而颜面尽失，他的谦逊不会让身边的人产生不舒服的感觉。当然，在表现谦虚的时候要把握好一个"度"，不必要的谦虚反倒会给人虚伪的感觉。

■ 炫耀的心就像一杯水，装得太满就会溢出！

一个人越是才华出众、成就非凡，他对自己的要求往往越高，越觉得自己对事情的认识还不够深刻，也就越能感到自己现在懂得的那点实在微不足道。看过这样一段对话：一位学生请教老师是如何取得博士学位的，老师说：当你觉得自己无所不知时，你就有资格获得学士学位；当你认为自己有所不知时，你就可以获得硕士学位；当你感到自己一无所知时，你就一定能获得博士学位。这位老师的话说得非常精辟，他用幽默说明了一个道理：一个人越是认识自己的不足，越是谦虚，成长的速度就越快。

一个人再有才华，炫耀的心也只能让自己停滞不前，就像一杯水，装得太满就会溢出！俗话说，山外有山人外有人，其实我们原本没什么可以骄傲的，只要保留一颗平常心，人生之路就不会走得太过疲惫，苏东坡所说的"高处不胜寒"大抵就是此意，所以人要想活得更自在，就要懂得站在低处。要懂得低调收敛，不要太过张扬，不要光芒毕现，以免招来不必要的是非。世间很多事情都是不断变化的，此刻的拥有，并不代表永远的拥有。拥有时不得意，失去时不沮丧，做个真正的智者！

谦虚，真的不只是一句简单的口号！

让心退后一步，
才是真正的强大

> 能够在名利欲前退让一步，心灵是何等的安然轻松，能够在人情世故之前隐忍三分，是何等的悠然惬意。这种淡定中的退让才是真正的强大，这种懂得时时后退，审时度势的向前才尊至贵。

■ 退后一步，能创作一幅好画，也能让一个人由此完美起来。

看过画家作画过程的人都知道，他们一般不会马上动笔，而是先后退一步，眯着眼睛认真观察须臾，才开始作画。当画了几笔后，画家又轻轻放下手中的画笔，退后一步，紧紧盯着画板上只涂了几笔的画，然后再跨上前去画上几笔，如此往复几十次。

作品终于完成后，他会再次将画放在一个位置，退后一步继续观察，方才拿起画笔在那幅画上做一些细节的调整，直至最后彻底满意为止。

其实，以上这种方式是美术和书法艺术创作者共有的习惯。站在自

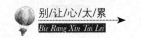

己作品旁边看，是"不识庐山真面目，只因身在此山中"，很难看出作品的全貌。但是退后一步看，保持一定的距离，就是以旁观者清的角度看待作品了，这样就很容易发现作品的不足之处，并加以不断完善，从而创作出精湛的作品。

退后一步看自己，非常精妙的一句话。我们很多时候都习惯了站在自己的位置上看事物，距离太近，往往很难看到事情的真正面目。如果我们能退后一步，以一个旁观者的角度看问题，那么就很容易看清事情的真相了。

退后一步，一幅好画是由此而创作出来的，一个人也可以由此而完美起来。

平常在我们生活的空间里，我们好像只知道一味地向前行走，而忘记了身后还有空间，一个可以让我们退后缓冲思考的空间。其实，我们的人生之旅原本存在着两个世界：一个是向前的世界，一个是后退的世界。如果我们能够把握好这两个空间的互换方式，人生便更能臻于完美。

退后一步海阔天空。也就是说人若一味地向前走，就会让自己的路越走越狭窄，心也会越走越累。有时，向前没有路，就向后退一步，退后一步是为了看清自己，以便更好地前进。

跳远和跳高运动员在起跑之前，往往总是先后退几步，慢慢调动体能，蓄势待发，等待起跳真正爆发的那一刻。

■ 退让一步，是心灵的智慧！

《圣经》中，曾经记载了以色列王大卫击杀歌利亚的故事，大卫身材矮小，歌利亚却高大威猛，但是大卫并不因此畏惧。上战场时，他拿着机弦，稍稍退后一步，蓄势待发，然后快速迎着歌利亚跑去，边跑边拿出一颗光滑的石头，用机弦甩去，石子不偏不倚正中歌利亚的额内，致其当场毙命。这是圣经中以弱胜强的非常经典的一场战役。

退后一步，是上帝赋予我们的智慧。虔诚的基督徒敬拜上帝，离开时必须弯腰后退，以示他的敬虔之心。后退的智慧，时常相伴着人们，给予人们无尽的哲思。

退后一步在蹒跚学爬的孩子身上，也体现得淋漓尽致。大部分孩子是在八九个月开始学爬的，这个时候，他们往往手脚并用，急不可耐地想要迈出人生的第一步。如果你注意观察时就会发现，虽然他们希望努力向前爬，但整个身体的运动方向却是向后倒退。"退步是为了向前"，这是小孩在迈出人生第一步时作出的最好的总结。

任贤齐《伤心太平洋》中唱到："向前一步是黄昏，退后一步是人生……"歌词听似简单，其实却大有深意：人生，一味地不顾一切地向前，总会遇到黄昏时分，夕阳西下，眼前模糊不清无路可走的时候，但是，如果能够懂得退后一步，人生的空间就会变得更加开阔。

有这样一则笑话：说是一天家里来了客人，父亲便打发儿子上街买菜以备晚餐。儿子出去后很久都没有回来，父亲一时情急，打算出去探个究竟。到了之后才发现，原来儿子与一个人同时来到桥中间，你争我吵，谁都不肯后退一步让对方先过，于是两个人便面对面站在桥中间大眼瞪小眼，僵持不下。父亲目睹此景，居然叫儿子赶紧回去招待客人，自己竟接替儿子，站在桥中间继续与那人争执。

如此这般，必然是两败俱伤。反过来，如果遇事能够忍让三分，能够转念一想，懂得迂回向前，就一定能避免很多矛盾的发生。若能遵此而

173

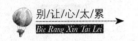

行，我们的视野一定会变得更加宽广，待人处世会变得更加和谐圆融。

■学会退一步，有时只是举手之劳。

在很多事情面前，懂得后退一步，无疑是一种明智。

在一条拥堵的马路中间，有一条火车必经的铁道。一天，正值下班时间，路上变得更加拥堵，过铁道时正好赶上有火车经过，随着叮叮当当的警铃声，车站工作人员放下栏杆，于是过往车辆都停下等候。

半个小时之内，有好几辆火车通过该道口，等候的车辆排起了长队。火车陆续走完，可过了很久还不见工作人员将栏杆收起，人们纷纷焦急下车探听情况。

原来因为路上车辆太多，占了大部分道路，如果升杆放行，铁道上容易被大量车辆堵塞，这样会非常危险。了解情况后，占据道路的车辆都陆续后退，唯有一辆奥迪车不肯动。

5分钟、10分钟过去了，一辆被堵在里面的司机朝奥迪车喊道："赶紧退后吧，这样下去谁都走不了。"

奥迪车最后还是后退了。其实，很简单，只要发动一下引擎，退后一步，就能让很多车辆畅通行驶了，不至于堵在一起浪费大家的时间。学会退一步，有时只是举手之劳。

在分秒必争的时代，常有人把谦虚看作无能，退让当成妥协。然而我们知道，生活在这个世界上的每一个人，不可能独立存在，总要生活在人与人相处的环境中，即然这样就难免发生摩擦，若能胸怀宽广，谦和忍让，退后一步，就能使彼此的关系变得融洽和睦。因为，谦虚宽厚，定能赢得彼此的尊重。

退一步的心态，常使人生道路变得海阔天空。能够在世俗的名利欲前退让一步，心灵是何等的安然轻松，能够在人情世故之前隐忍三分，是何等的悠然惬意。这种淡定中的退让才是真正的强大，这种懂得时时后退，审时度势的向前才至尊至贵。

"前进" 与 "后退" 是两个相互作用的力，如果在浮世繁华的追求中，心灵的认识没有前进，就算脚步不断前进，也是后退；反之，若在梦想的追求中，不断从失败中让心性有所觉醒，就算脚步后退也是前进。"退步即向前"，正是一种柔中有刚的、通透的人生处世哲学，也是一种心灵的智慧。

适度地 "放空" 心灵

人的心灵有着很强的接受能力，不断地容纳新的东西，这时，就要学会适时放空自己，否则，心的负荷太重，不累才怪。这时唯一的办法就是懂得提升自己 "新陈代谢" 的功能，将一些不必要的记忆消化掉，随时将那些有营养的东西吸收进来。

■ 放空，是轻装上阵的开始。

一代武学宗师，功夫巨星李小龙非常推崇这样一句话："清空你的杯子，才有机会重新注满。"

人要学会放空。到家里，要把外面工作的事情放空；到公司，要把

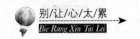

家里琐碎的事情放空；入睡前，要把白天的事情放空；今天，要把昨天的事情放空。是啊，生活中心灵会积累很多情绪，如果不及时放空，那会让自己活得很累，阻碍幸福的脚步。而学会清空，能使自己始终保持轻松的姿态，以充沛的活力迎接生活中的每一缕阳光。

学会"放空"，就是要学会遗忘，遗忘自己曾经的得失成败，这并不是简单的记忆抹杀，而是一种人生的调整，一种反思，一种振作，一种思考，一种超越。"放空"并不是没有原则地否定过去，而是怀着一种"让过去成为过去，让现在重新开始"的态度，走出过去的束缚，融入新的环境，迎接新的事物和生活。

放空，是轻装上阵的开始，常把自己放空，是为了更好地看清自己。放，是为了心灵的轻松；空，是为了全新的接纳。心里旧的东西太多，新的东西就装不进去；心放空，才能有充足的空间去承载快乐。

他曾经是一名记者，但是他的梦想是做一名主持人。有一天，他终于梦想成真，站在无数次在梦里出现的舞台上，成为一名节目主持人。

可是第一次上台，他特别紧张，虽然事前做了充分的准备，但心还是不停地突突跳。

现场直播马上就要开始了，他瞪着眼睛做了一个深呼吸，便迈开大步走向舞台。音乐响起，在镁光灯下，他用自己上台之前就背熟了的一套开场白，信心十足地应对着现场观众。

可是就在他顺利应对的时候，突然，他听到观众席中传来一句话："这孙子是谁啊？"声音并不大，如果不注意听，也许谁都无法察觉。但对于他来说，却十分刺耳。

刹那间，他忽然失去了意识，不知道该说什么了。但这是现场直播，节目还得继续录制下去，他都不知道接下来的节目是怎么录完的，

176

节目结束后，他仓皇走出演播间。

第一次做主持人就经历这样的事情，他终生难忘。

但这次经历并没有将他打垮，风风雨雨等待了这么多年，他坚信，学着走进人们的心理世界，去了解和倾听观众们的心声，完全用空杯心态，接纳周围的建议，不断调整自己的主持风格，他还是有条件做好主持人的。

事实是，慢慢地，他的主持形式和风格发生了变化，并且被越来越多的观众所认可。大家都开始喜欢上他自然幽默，真诚朴实的主持形式，甚至戏称他是"平民主持人"。

他就是崔永元。

很多年之后，在《艺术人生》的录制中，崔永元讲起了那段难忘的主持经历。最后，他幽默而深刻地说了一句话："做一个好主持人可不是一件容易的事情，得有强大的内心去回答这孙子是谁的问题。"

人的心只有不断删除更新，才能不断优化升级。

放空自己的心态，就要学会从脚下开始前行。如果总是满足于自己的半杯水，说满不满，晃来晃去，就会成为孤芳自赏、孤陋寡闻、鼠目寸光的井底之蛙。想要摆脱这种状态的唯一的方法，就是把原来的东西都倒掉，人的大脑就像电脑程序一样，你只有不断删除更新，才能不断优化升级。

放空自己就是把自己"当正常人看"。人无完人，任何人都有自己的缺陷，都有自己的"软肋"。而且就算你真的才能盖世，已经在各个方面都具备了丰富的技能，但是对于那些新的环境，新的对手，新的境况，你仍然还有不能把控的地方。这时，就需要重新整理自己的大脑，去吸收更优秀的东西，以充实和强大自己。如果你不用放空的心去领

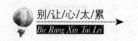

悟和感受，仍然躺在自己曾经的优秀之上洋洋得意，那将是很可怕的结局。

有一位自以为什么都懂的信徒，一直没有真正明白上帝的旨意。便向一位牧师倾诉自己的苦恼。在他讲述过程中，牧师似乎漫不经心地一个劲地为他斟茶。杯子里的水渐渐地满了，但牧师依然不停地往里倒水。水漫出杯子，流到桌子上，又从桌子上流到了信徒的身上，牧师视而不见，仍不停地加水。"牧师先生，杯子的水溢出来了，您没看到吗？"信徒说。牧师听了，微微一笑道："哦，那就把杯子里的水倒出来吧，这样就能继续装新水了。"

牧师用满溢的杯中水，画龙点睛，指出了信徒的问题所在：杯满装不进水，心满装不进理。

■ 放空，提升自己"新陈代谢"的功能。

在对待学习的问题上，要放空自己的骄傲和固执，盛装谦虚和谦和。当今时代信息爆炸，知识更新越来越快，很多事物淘汰的速度超乎想象，所以我们只有不断清空、过滤、筛选、升级、重组心里的东西，取其精华，去其糟粕，才能猎取不断更新的时代信息，不断超越自我。

在对待友情上，要放空自己的狭隘和计较，盛装信任和真诚。对待朋友之间的矛盾，要学会放空自己的成见和对峙。千万不要总是盯着对方的缺点看，只认准其过失之处，那样的话情感很难长久。要在心中留出一份空间给那些曾经与你患难与共的朋友们，因为有了这个空间，你们那些阳光灿烂的日子才能在心中播洒和生长，这样的友情才能真正变得坚不可摧。

178

在对待生活上,要放空自己的抱怨和苛求,满装淡定与平和。人生总是有很多无常,有些不愉快的事难免会在心中留下阴影,如果不懂得放手,满心的抱怨和纠结,牢记伤心的往事,总是无法忘记别人曾经对自己造成的伤害,那你的心就永远无法轻松快乐起来。其实生活是很简单的,只是因为我们自己无法放空悲伤,无法释怀,所以才把它弄复杂了。只要能换一个角度对待生活,用宽容去原谅他人,生活就一定一路鸟语花香。

人的心灵有着很强的接受能力,不断地容纳新的东西,这时,就要学会适时放空自己,否则,心的负荷太重,不累才怪。这时唯一的办法就是懂得提升自己"新陈代谢"的功能,将一些不必要的记忆消化掉,随时将那些有营养的东西吸收进来。这是我们成长成熟的一个发展过程,每一过程都有其闪光之处,关键在于如何吸收消化。

让心归零,一切就有了重新开始的理由

敢于将自己适时"归零"的人反倒越不会真的成为"零",不断"归零"就是一种升华,也是人生阅历的积淀与涵养。当现在的自己回到零点,然后再去面对眼前纷繁复杂的事情时,就会多一分洞悉的清醒,多一分心境的自在。

■领悟了一切归零的秘诀,就能气定神闲地笑看人生。

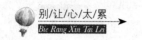

人生也就好比时钟，进入凌晨时就要"从零开始"，只有归零，才会有全新的周期和轮回。

著名作家刘震云曾经说过："归零心态就是把心灵里原有的东西都清除，把曾经的过往都剥除，让一切重新开始。"实际上，无论面对何种人生境遇，能学会让自己的心"归零"，都不是一件轻松的事情。

哈佛大学校长在北京大学演讲时，讲过一段自己的亲身经历。

有一年，校长觉得积累了多年的工作压力，心灵极其疲惫。于是他干脆放下手中的工作，告假三个月，然后告诉所有亲人朋友，不要给他打电话，不要打扰他，他会定期抽时间给家里打电话报平安。

校长独身一人去了美国的某个乡村，过上了另一种全然不同的生活。他到农场喂马赶牛，到饭店做短工刷盘子。在野外做农活休息时，他常常躲在角落里听音乐，和当地的村民聊天，这让他感觉既自由又愉悦。

特别有意思的一次是他最后一份工作，当他在餐厅刷完盘子后，老板调侃地对他说："可怜的老头，你不适合刷盘子，你还是改行吧。"

于是"可怜的老头"只能再次回到哈佛，回到自己最适合的工作岗位中，这时，在他的眼里，过去那些熟悉而枯燥乏味的事情，忽然变得新鲜有趣起来，工作因为心的归零而变得愉快起来。

这三个月的经历，就像是一场生命的重生和蜕变一样，新鲜而刺激。更重要的是，当一个人又回到生活的原始状态时，生活中的一切又骤然变得直接而简单，也不经意间清理了心中累积多年的"垃圾"。

定期让心灵修复归零，就像定期为身体做健康检查一样，目的是为了清除心灵深处的隐患，这时你会发现：原本无聊麻木的生活和工作原来也有其有趣的一面。因为只有放下心灵的包袱，才能扫除心灵的阴霾，尽情地享受生活。

归零，是人生的重整，是人生旅途中我们都要学习的必修课。用归零的方法，是为了跨越另一个更高的起点，是一个人尝试转变的开始，更是一个人成熟历练的表现。无论是高朋满座的繁华，还是曲终人散的落幕，只要领悟了一切归零的秘诀，你就能气定神闲地笑看人生！

归零，是一种不计较的心态，不和自己计较、不和别人计较、不和过去计较、不和现实计较、不和生活计较。看似好像是厌世，其实是一种更好的入世。心态归零后，抛弃了过去所有的恩怨，抛开了过去所有的成败，清除了过去所有的遗憾，不论曾经的日子是以怎样的方式走过来的，从现在开始，换一个角度重新审视过去，并以美好的憧憬解读未来，只有这样，方可到达人生新的彼岸，开始另一站的更加精彩的旅程。

心态归零，其实是一种自我超越，让自己在生活、工作中常变常新，永远有新的动力和激情，不断发现新的机会，找到属于自己的新的位置和光源。而且，在探索适合自己的生活方式的过程中，只有站在低点，以归零的心态不断尝试，寻找差距，才能在比较中发现自己最想要的东西。

■ 蜕变与重生，离不开从零开始的抉择。

人生旅程，要想拓宽自己的视野，有时候必须得保持归零的心态才行。

鹰是世界上寿命最长的鸟类，它一生的年龄可达七十岁。

要活那么长的寿命，它在四十岁时必须作出困难却重要的决定。这

181

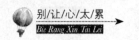

时，它的喙变得又长又弯，几乎碰到胸脯；它的爪子开始老化，无法有效地捕捉猎物；它的羽毛长得又浓又厚，翅膀变得十分沉重，飞翔变得十分吃力。

此时的鹰只有两种选择：要么等死，要么经过一个十分痛苦的更新过程——150天漫长的蜕变。它必须很努力地飞到山顶，在悬崖上筑巢，并停留在那里，不得飞翔。

鹰首先用它的喙击打岩石，直到其完全脱落，然后静静地等待新的喙长出来。鹰会用新长出的喙把爪子上老化的趾甲一根一根拔掉，鲜血一滴一滴洒落。当新的趾甲长出来后，鹰便用新的趾甲把身上的羽毛一根一根拔掉。

5个月后，新的羽毛长出来，鹰重新开始飞翔，再度过后30年的岁月！

这是一篇寓意深刻的故事。鹰的蜕变与重生，离不开从零开始的抉择，这是它从弱小走向强大，从幼稚走向成熟的关键一步，如果在面临生与死的选择时，鹰不迈出这一步，就意味着走向死亡，所以，对鹰来说，选择"从零开始"的蜕变，才有生的可能。

鹰的故事，启发我们要不断改变自己，发现自己，敢于超越，认可并发挥自己优点的同时，还要不断地调整自己的缺点和不足，使自己不至于被这个时代淘汰。鹰的重生，离不开的就是那份回到原点的果决，虽然非常痛苦，但却能为自己迎来人生最灿烂的篇章。

重生，是化茧成蝶的过程，可能很漫长，但没有等待，何谈新生？归零之心，使我们痛苦的，是那份一切都要重新开始的未知和茫然。但是不要惧怕，只要将心里的"垃圾"倒空，让心慢慢降到最低点，我们才会放开不必要的执念，放开无谓的坚持，才能拥有更大的成功。

■ 将自己适时"归零"的人反倒不会真的成为"零"。

做人，懂得让自己"归零"，就会心胸坦荡。人生，总是悲喜交加，得失交错。春风得意时，把自己适时"归零"，才能不以物喜，视名利如花开花落般平常；失意落寞时，固然悲观绝望，但能够在无路可走时让自己"归零"，才能重新找到新的道路，邂逅柳暗花明又一村的惊喜。

敢于将自己适时"归零"的人反倒不会真的成为"零"，不断"归零"就是一种升华，也是人生阅历的积淀与涵养。握紧手掌，手里偏偏什么都留不住；摊开双手，反倒拥有了整个世界。做人适时"归零"，当然不是安于沉沦或消极逃避，而是人生别样的洒脱与自由。当你让现在的自己回到零点，然后再去面对眼前纷繁复杂的事情时，就会多一分洞悉的清醒，多一分心境的自在。

适时"归零"，是为了营造崭新的激情。每一个过来人都知道，无论生活还是工作，长久的一成不变往往很容易让人厌倦，很多时候，我们都需要一种新鲜的事物来刺激我们的激情和活力，这也是由人的审美疲劳决定的。这个时候，归零法则就是一种很好的尝试，一个新的挑战，一场新的体验，一段新的激情，也必定是一个全新的开始。

面对这个常变常新的世界，将心态归零，放下原有的模式，轻装上阵，把每一次转变都视为新的开始、新的挑战、新的希望、新的快乐，这样我们一定会遇见一个崭新的自己，开启一段崭新的生活。让自己"归零"，就会焕发一种新奇的澎湃的活力，让我们不由自主地想要奋发、永不满足地想要超越，这实在是一种难以言喻的奇妙的力量。

适时让自己"归零"，清空的心就有了更多歇息的机会，在不断"归零"的起点上让自己的幸福从脚下起航，我们还有什么愿望不能实现呢？

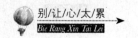
永远不要太把过去当回事，从现在开始，让"归零"成为一种习惯，一种常态，一种生命中必须要做的事情，你就拥有了人生的主动权。

太在意，
是因为看得太重

> 人生有时真的需要一种"无心插柳"的心。你越是不在意，越是会无心插柳柳成荫。学会不在意，会让心境变得开阔和大度，从而洋溢出一种心灵的自在。不在意的人，应该是能上能下，能屈能伸，能高能低，充满弹性灵活的人，也是活得潇洒的人。

■ 不在意，就是不会把不该当回事的事情"当回事"。

很多时候，我们常常为一些原本应该早已忘记的微不足道的小事所干扰而失去快乐。其实，我们活在这个世界上只有短短的几十年，然而这些无聊的琐事却浪费了我们许多美好的时光。

一件事，想开了是天堂，想不开就是地狱。要想让心不累，就要学会想开。在生活中，有些时候我们总是太在意身边的琐事，把不该看重的东西看得太重，因小失大，得不偿失。

比如，有一些人，别人无心的话，就能让他苦苦琢磨好几天，别人不经意间的伤害，更是让他心绪难平。遇事想不开，喜欢耿耿于怀，对所有的人都心怀戒备，而且对身边的事物极其敏感，容易夸大事实真相，这种人极容易陷入无端的猜忌中，习惯用狭隘、幼稚的思维

184

去看待问题，其实是在为自己营造狭隘的心灵监狱，这就是心太累的症结所在。

他们不仅自己活得累，也为身边很多人带去了烦恼。事情是否真如想象中痛苦繁琐，完全取决于我们个人的看待方式。所谓心有多大，舞台就有多大。我们完全可以通过改变自己看待问题的方式，来消除心灵的烦恼和疲惫，这就需要我们学会不在意，学会不再把经历的烦恼看得太重。

要知道，当你习惯了这种过于在意的个性，天长日久，心就会越来越累。其实，这一点古人早已有了鲜明的认识，几千年前，著名的雅典的政治家伯里克利斯就发出过这样的警告："大家要小心了，我们已经将太多的时间浪费在无谓的小事中了！"后来，法国一位作者更是提出这样的观点："我们何必为一些微不足道的事情而耿耿于怀那，我们活着的年头太短暂，不要再为那些琐事做无谓的纠缠了。"可见太过在意，只会影响我们快乐的心境，让我们的生活失去活力。很明显，这是一种不明智的行为。

不在意，就是不会把不该当回事的事情"当回事"，不胡思乱想，不无端猜忌，不钻牛角尖，不把一些微不足道的事情放在心上，不太看重荣辱得失；不因为一点点挫折就大喊大叫，以致身心受损。不在不明白真相的事情面前多疑敏感，歪曲事情的原意；更不会在不了解的事情上夸大其词，胡编乱造；不会没有任何依据地将自己的爱人打入"背叛者"的行列而咄咄逼人；不会像林黛玉那样一看到贾宝玉与别的女人搭讪就多愁善感，对影垂泪。

■ 你越是不在意，越是会无心插柳柳成荫。

小木匠有两个师兄，师兄们每天都在很认真地学习，从来不在意身

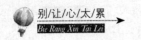

边的事。小木匠却不同，总是很在意别人的眼光，很想引起大家的注意。小木匠浇了花，就会去师兄们那里炫耀一番；小木匠打扫了房间，也会去师兄们那里显摆一下；小木匠这样做，就是为了引起师兄们的注意，让他们夸自己一番，可师兄们却总是不理他。

这天，小木匠戴了一顶新帽子，是师父给他的。小木匠去对大师兄说："大师兄，你看，我今天看上去是不是和以前不一样啊？"大师兄正在锯木头，没有理小木匠。小木匠上前去拉着大师兄的手说："大师兄，你看一眼啊！"大师兄就看了小木匠一眼，说："没什么不一样！"

小木匠不高兴了。小木匠就去找二师兄。小木匠说："二师兄，你看，我今天看上去是不是和以前不一样啊？"二师兄正在量桌子，也没有理小木匠。小木匠就上前去坐在二师兄的桌子上，说："二师兄，你就看一眼嘛！"二师兄这才看了小木匠一眼，说："没什么不一样！"

小木匠气呼呼地跑了。小木匠越想越生气，自己本来想引起两个师兄的注意，得到他们的夸赞，可是他们居然都懒得多看自己一眼，这新帽子简直就是白戴了。

小木匠去了师父那里。小木匠哭丧着脸说："师父，我很难过。"师父问："你怎么了？"小木匠说："我戴了您送我的新帽子，可两个师兄根本就没注意到！"

师父说："你就为这事生气呀！他们都在忙自己的事情，哪里有时间注意你的新帽子呢！一个人，不要太在意一些事情，把自己看得很重要，结果就只能让你越来越累，越来越失望！"

小木匠恍然大悟，不再生气了。

从此，小木匠也像师兄们一样认认真真地做事，不再在意别人的看法，不再看重自己，不再哗众取宠。许多年过后，小木匠成了有名的工程师。而这,是小木匠从来都没有在意过的,居然意外地得到了。

成了大工程师的小木匠,在他工作的木台上写着:一个在意自己的人,成功往往不在意他;一个不在意自己的人,成功往往很在意他。

·

人生有时真的需要一种"无心插柳"的心。你越是不在意,越是会无心插柳柳成荫。学会不在意,会让心境变得开阔和大度,从而洋溢出一种心灵的自在。不在意的人,应该是能上能下,能屈能伸,能高能低,充满弹性灵活的人,也是活得潇洒的人。如果能放下在意的心,我们的身心就会获得自由,获得洒脱无羁。"不在意并不是消极厌世,也不是无所事事,而是在人生的路途中多了一份闲闲而过的心境。倘能如此,你自然就会摆脱心太累的困境。

▣ 学会不在意,"走自己的路,让别人去说吧!"

学会不在意,"走自己的路,让别人去说吧!"这是一种不为外物所动的慧心。不在意别人对自己是非评说,有自己的目标,有自己的立场和"主心骨"。如果一味地活在别人的评价中,一味地在意别人的品头论足,那我们就会裹足不前。

"宠辱不惊"是不在意的另一种表现形式。具有这种达观心境的人,便具备了洞明世事的眼光。其实,人生只是个过程,不在意目的地,而在于沿途的风景和看风景的心。人生最重要的不是结局是否圆满成功,而是自己能否愉快自由地感受这个过程。能达到主观的不在意,这是一种大智慧,也是享受人生过程的主导思想,当你真的能在诸事面前进退适度,得失平衡,也就学会了真正的"不在意"。

学会不在意,需要我们有"底气",有"功夫"。一是要有明察秋毫的眼光,二是要有一定的心理承受能力,三是要能平衡外界事物的变

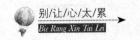

化。只有保持清醒理智的头脑，对自己、对别人、对事情都有一个清楚的认识，才能以不变应万变，才能在不在意中，采取顺其自然，不动声色的办法，在无为中获得有为的效果。

在人的一生中，往往都是逆境多于顺境。人生本来就充满了等待和奋斗的艰辛，如果你总是太在意功名利欲，太在意别人的眼光，太在意别人的评价，太在意周围环境对你的影响，你就一定活得很不自在，活得很累。

学会不在意，绝不是随波逐流。学会不在意，是学会在关键的时刻，让心抽身而退，不被痛苦所扰。韬光养晦，卧薪尝胆，一旦时机成熟，就要迎头而上，抓住机遇，使出自己的"杀手锏"，速战速决，不留痕迹。

学会不在意，其实也是另一种在意。"不在意"意在避开锋芒，避免鸡蛋碰石头，是为下一站的成功储备力量。回首历史，很多做出大事的人们，都会在"在意"中学会"不在意"，以这样的智慧在人生中胜出的。

不在意，体现的是一种修养，一种心灵的博大，一种人生的大智慧。那些凡事都在意的人，其实是在自寻烦恼；而不在意，乃是不争之争，无为之为，大智若愚。

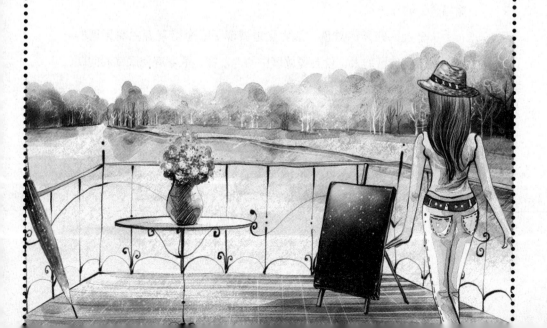

第八章

因为"疑念"太多，所以烦恼不断

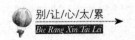

无端的猜疑，
是一把双刃剑

> 猜疑就像一颗定时炸弹，随时都可能在身边爆炸，并且在炸伤自己的同时，也会炸伤别人。所以，无端的猜疑，是一把双刃剑，伤害自己的同时，也伤害了别人！

■ 猜疑，是一把双刃剑，伤害自己的同时，也伤害了别人。

《列子·说符》中说，有个人不小心丢了斧子，他猜疑是邻居的儿子偷的。由于心理上的怀疑，所以，在他眼里，邻居儿子已经被定格为一个小偷的模样，他的一举一动，一言一行，甚至走路的姿势，面部的表情，在他看来，也都是偷了斧子的样子。后来他无意中找到了自己丢的那把斧子，而这时当他再看邻居的儿子时，觉得其行为表情就都不再像偷斧子的样子了。

这个疑人窃斧的故事，活生生地展现了一个猜疑者主观无理的心理。爱胡乱猜疑的人，就会像故事中的人一样，戴着有色眼镜看问题，这样对自己和别人都没有好处。

"天下本无事，庸人自扰之。"这句话用来形容猜疑是再妥贴不过了，它常常平白无故地出现在怀疑者的心里，引出一些令人费解的烦恼，心也随之变得很累。

容易引发烦恼的心理障碍其实就是猜疑。猜疑，是一个人将各种不确切的信号，在某个看似有可能的环境中臆想而成的疑惑。当然，对一

190

些不确切的事情有一点猜疑推测之心，使自己对有可能发生的事情早有心理准备，常能避免一些鲁莽行为的出现，这也是好事。但需要注意的是，有时候我们似乎神经过敏，喜欢无端地、捕风捉影地胡乱猜疑别人，怀疑一些本不该怀疑的人和事，甚至也相信了一些本不该相信的人和事，这些都是本末倒置的结果，也是我们心太累的原因之一。

一位哲人曾说过："猜疑之心仿佛昙花一般，它总是在暗夜里开放"。猜疑之心乱人心智，混淆是非，甚至让你看不清谁是朋友谁是敌，误入是非的圈套，实在是一种不理智的行为。

■ 对于家庭，无端的猜疑是感情破裂的原因之一。

原本别人是一片好意，你却因为对方一句无心的话，或者一个不经意的眼神，便怀疑别人动机不纯，在诽谤你，在说你坏话，在暗中伤害你，从而对他心存戒备，并慢慢疏远，直至中断彼此的情谊。

生活中常常出现这样的事情：妻子把丈夫与所有女人的交往都猜疑为外遇，把丈夫的每次应酬都猜疑为偷情；丈夫把妻子的每个电话都疑为"有鬼"，把妻子每一次的社交活动都疑为背叛。

对一个家庭来说，无端的猜疑是感情破裂的原因之一。因为彼此之间的猜疑，原本的小事可以变成大事，本来无事却生出了事，本来再正常不过的事情也变得扭曲不正常，甚至原本忠贞因为猜疑而使果然不忠的事发生。因此，猜疑是一种让人无法忍受的心理折磨，长期的无端猜疑更容易让人产生厌恶和烦恼，以致最后演变成真正的决裂。

没有人愿意与一个好猜疑的人相处，为的是避免生出一些不必要的麻烦，所以人们宁愿对其避而远之。故好猜疑者一般都很难维系正常的人际关系，就算他们的身体不会遗世独立，但是他们的心灵已经失去了人与人之间的温情和信任，也因此而常常陷入无助的孤独中。他们在人

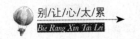
际圈内处处行路难，其自身的能量也无法施展，事业很难有成。

好猜疑的人，不仅仅会花心思去揣测、怀疑别人，而且还常常无中生有、捕风捉影地猜疑自己，杞人忧天地担忧灾难降临在自己身上。

疑心病便是杞人忧天之人的明显症状。一点点头疼脑热，便怀疑自己是不是生了什么大病；偶尔的感冒发烧，就担心得要命，以为得了什么绝症。生活中不难发现，这种患有疑心病的人，无时无刻不在忧愁自己的身体健康。他们常常无中生有，反复进行各种身体检查，尽管检查结果显示他们的身体确实没什么问题，但他们还是忧心忡忡，直至心力交瘁，身心俱疲为止。

听说在非洲麦加圣地的一些人们，总疑心地球毁灭之灾即将来临，人类马上就要大难临头。为避免未来可能要来的那场可怕的"莫须有"的景象，他们竟然逃到山林里选择了集体自杀。无端的猜疑让一群鲜活的生命，在这里以一种极端的方式走入了难以想象的绝对化境地，居然很轻易地把虚假相信为真实，以致于闹出了如此让人费解的荒唐举动。

某外企公司曾对三千名职员进行问卷调查。其中有一个问题是："你认为生活中最可怕的是什么？"有百分之九十的职员回答是："害怕同事在背后议论自己。"如此高的比例，无疑告诉我们一个道理，大多数人心中充满了对别人猜疑的畏惧，其实这也从另一个角度说明，我们在社会交往中最大的障碍，就是对别人的疑心。

■ 疑心是社交关系的大敌。

怀有猜疑心理的人，很难对别人达到真正的信任。在他们的潜意识里，认为人都是可疑的，都是不可相信的，都是自私的，甚至还会觉得人生带有很大的虚伪性，因而很难找到真正的心灵依托感。于是在他们的潜意识中，已经习惯了带着有色眼镜看人，对人心存戒备，不肯将自己的真心表达给别人，也不敢讲真话，总是戴着一副面具与人交往。其实，这种心理往往使我们很难遇到人生的至友，往往会显得很"乖僻"。因此，疑心是社交关系的大敌，它会使双方之间经常处于一种因为心理距离而产生的避讳状态，好像每个人都是防不胜防的，哪里还有精力和心思去经营彼此的情感世界。

疑心，说到底还是因为不了解别人、不了解世界、不了解自己，缺乏判断力和自信心，这些都是造成好猜疑、心理敏感、主观臆断、发生误会的主要原因。

因此，要想治疗多疑，克服心理敏感的心态，就得从自我世界的封闭状态中走出来，让自己的心一点点走向外部世界，面向外面的环境，面向他人，多去了解别人，发现别人的优点，和别人用心交往，以获得对人和事的正确认识和准确判断。

在与别人交往的过程中，别忘记要用心参与，用心去了解他人、了解周围的生活环境，让自己试着去理解他人、理解生活的每一个变化，这样，慢慢地你就会形成乐观通达的开朗个性。很多时候，不是别人不可理喻，是我们自己心有芥蒂，要知道，只要我们懂得敞开自己的心扉，没有一个人是不能理解的，没有一件事是不能理解的。

如果你真的怀疑某个人、某件事，最简单的办法就是认真的与这个人交谈，并亲自去考察这件事。你用坦诚而友好的态度与他沟通自己的看法，就一定可以看清事情的真相，从而达到理解。一旦理解了，你就不会再心存疑虑，也不会再对那个人、那件事耿耿于怀了。

不要再怀疑别人，怀疑自己，怀疑这个世界。走出心灵敏感和无中生有的阴影。这样你才会拥有一份轻松快乐的心情，你才会拥有幸福自在的人生。

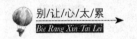

 信任，慰藉的
是自己的心灵

阿布卡恩说过："信任就好像一根纤细的丝，当你不小心弄断了它，就很难再将它连接起来。"所以，不管身在何处，你能拥有的最简单的幸福，就是信任。一个人能信任别人，并被别人信任，本身就是一种快乐。

■ 一份最纯真的信任，是一件令人快乐的事。

不知道为什么，当今时代，人与人之间忽然少了很多信任。

人和人之间都戴上了虚假的面具，这种自我保护的猜疑和彼此的不信任，很容易将一个人的心禁锢在封闭的小圈子里，很多人将其称之为"孤岛行为"。

如果交流让这个世界变得不再有隔阂，那么信任则能够让这个世界变得融洽和谐。

人与人之间的情感，最不能缺少的就是信任。信任就犹如一条连接生命的脐带，紧紧地维系着人与人之间心灵的沟通。若这条脐带消失了，人与人之间的情感也就很难长久了，那么生活中的相互扶持更是难以实现了，幸福对人们来说更是遥不可及。所以，信任，在我们生存的环境中不是可有可无，而是不可缺失的。

被人信任是一件令人快乐的事情，然而无法取得别人的信任也是一件令人痛苦的事情。在人与人的交往中，在心与心的沟通中，信任为我们的心灵带来的影响是不可忽视的。

一艘巨大的邮轮在浩瀚无边的大西洋上急速前进，这时，一个在船尾工作的黑人小孩不小心从邮轮上坠入海里，孩子惧怕极了，大喊救命，可是因为当时海中波涛汹涌，邮轮上没有人听到他的喊叫声，他只能无助地看着邮轮在翻滚的浪花中渐行渐远……

为了使自己活下去，孩子在茫茫的大海中用尽全力向前游，他挥动着自己小小的双臂，努力地将头伸出海面，紧紧地跟随着远去的邮轮。

邮轮越来越远了，最后，几乎什么都看不见了，只剩下浩渺汪洋中的一个小黑点。孩子筋疲力尽，实在游不动了，他觉得自己很快就坚持不住了。

"算了，就此结束吧。"他对自己说。

这时候，他眼前浮现出老船长那慈爱温和的脸庞。

"我要坚持！老船长发现我不在船上，一定会来救我的！"孩子怀揣着这样的信念，用尽生命中最后的力气向前游去……

就在这时，船长终于发现黑人孩子不见了，当他发现孩子确实是掉在海里时，下令立刻返回去找。这时，有人提出了意见："都这么久了，估计没有生还的可能了，还是别浪费时间啦……"船长有那么片刻的犹豫，但最终他还是下令大家回去找。

终于，就在黑人孩子马上要沉入海底的时候，船长一行人及时赶到，孩子得救了。

孩子醒来后，热泪盈眶地向船长表达自己的感激之情，船长抱着孩子问："你如何在大海中等待了这么久？"

孩子回答："我相信您一定会来救我的，一定会的！"

"你怎么知道我肯定会来救你呢？"

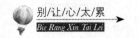

"因为我信任您，知道您绝不是一个见死不救的人！"

听到这里，老船长老泪纵横，激动地紧紧抱着黑人孩子说到："孩子，我很惭愧，其实，不是我救了你，是你救了我，我为自己曾经的犹豫而羞惭，同时为得到你的信任而幸福。"

这个故事最感人的地方不是船长救了孩子，而是孩子给予船长的纯真的信任。

■ 信任，既是对别人的尊重，也是对自己的肯定。

人的生活离不开交往，总要和熟悉的人，身边的人，了解的人，不了解的人，陌生的人打交道。人心是相互的，当你用友善的心对待别人，信任别人，生活就会变得温暖而轻松，反之，如果你很难信任别人，就会活得很累，很苦。

有信任的生活，是一种幸福。当信任成为一种习惯，你就不会再用猜疑的眼光看待别人。信任可以让自己获得愉快，也可以为别人带来愉快，这实在是一举两得的事情。

信任其实很简单，懂得信任的人往往是心底极其单纯的人。信任有时就像是炎炎夏日里的一缕清风，常能为彼此的心灵带去一丝轻松惬意；信任，既是对别人的尊重，也是对自己的肯定。尽管有时我们可能会因为太过信任别人而被伤害，但也不应该就此对信任深恶痛绝。只要看准人看对事，大可放心地付出你的信任，你必会收获更为信任的回报。

很多时候，你对别人真诚，就可以换来别人的真诚。你对别人说假话，别人会很难受，同样，当你知道别人对你说了假话时，你也会很难受。一个人前一面人后一面的人，可能会赢得一时的信任，但最终会在群众的眼光中露出马脚。有时，一个人被大家孤立，很重要的一个原因：就是因为他不信任别人，也无法博得别人的信任。当你不再真诚，不再相信任何人，大家也就不会再信任你了，这是个很简单的道理。

■ 一个人能信任别人，并被别人信任，本身就是一种快乐。

维持友情的关键，就在于彼此的信任，而且必须是出自真诚的信任。朋友是什么？朋友是彼此信任的知己。朋友最美好的一面，就在于彼此需要时，能有一个懂自己的人。这个世界上，最难觅的就是知音，红颜蓝颜，如果你真正找到了那个懂你的人，你也懂他的人，你们心有灵犀，惺惺相惜，这是很幸运的事情，你们可以无话不谈，可以为彼此赴汤蹈火，但如果不能彼此信任，真诚相待，那么你们的情意也很难长久，这岂不是辜负了人间难得的知遇之恩吗？

父母孩子之间，也是一样的。有的父母总是觉得自己的孩子不如别人的，于是总是没完没了的唠叨，总是无休止的教训，表面上是为了孩子好，其实还是源于对孩子的不信任。殊不知，当你对着孩子狂轰乱炸的时候，已经深深地刺伤了孩子的自尊心，他们敢怒不敢言，将委屈憋在心里，忍无可忍时就会流泪，这时候，大人通常会大声说："还哭？你什么时候才能让我省心啊"其实孩子最心寒的不是父母的责备，而是父母不信任的语气和眼神。我们都知道，孩子在一生成长的过程中，大人给予的信任是非常重要的，这种简单的信任，可能真的会改变他们的一生。

有时，信任也是婚姻的润滑剂。有的妻子像盯贼一样地盯着丈夫，丈夫进门后的第一件事情就是询问丈夫一天的去向，要不就是查看他的手机，看里面有没有可疑的短信和电话。其实这是完全没有必要的，丈

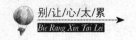

夫如果想出轨，你就是监视手机也没有用，如果他不想出轨，你这样不信任的作法，反倒深深伤害了他的心。很多时候，正是因为我们的无知和不信任，好好的家庭，硬是变成了情报站，夫妻间不顾你死我活打起了谍战，最终的结果只能是劳燕分飞、分崩离析。要知道，男人女人都需要彼此的信任作为婚姻的基础，而有的时候我们偏偏就是要无中生有，说穿了，还是因为不信任对方。

阿布卡恩说过："信任就好像一根纤细的丝，当你不小心弄断了它，就很难再将它连接起来。"所以，不管身在何处，你能拥有的最简单的幸福，就是信任。

学会信任别人吧，信任是一种幸福。一个人能信任别人，并被别人信任，本身就是一种快乐。

 # 不要怀疑自己，不要丢失自己

人的一生，总是会在对自己不满足不信任的惴惴不安中度过。相信自己的心，也正是在这不断否定又不断发现的过程中建立起来的，在这期间，关键是要好好把握自己，不丢失自己。

■ 怀疑会让我们不相信自己的眼光和判断。

关于"信任"，字典里是这样解释的："相信而敢于托付"。

一个懂得信任别人的人，要先学会"信任"自己，如果不能让信任从自己开始，又怎么敢于将自己的真心交付别人呢？

　　雅典著名哲学家苏格拉底将要离世之际，很想找到一位能够继承自己事业的托付者，一直跟随他的一位优秀的助手一直在帮他物色合适的人选。然而，半年过去了，苏格拉底眼看已到了弥留之际，但是最合适的继承人还是没有找到。助手面对老师，非常惭愧，他悲痛不已地看着苏格拉底，伤心地说："老师，对不起，让您失望了。""其实很失望，但是你对不起的不是我，是你自己。"苏格拉底说出了真心话："其实，一直以来我都觉得你是最合适的人选，只是你总是不能相信自己，总是否定自己，所以，是你自己把自己给忽略丢失了……其实，一个人的优秀不仅仅在于他的能力，更在于他懂得如何认识自己、接纳自己……"

　　哲学家苏格拉底的话说得很有道理。可以不夸张地说，一个人要想获得幸福的心境，一个最基本的心理素质，就是"不疑"，而这"不疑"首先就是不怀疑自己。这就很直白的告诉我们，一个总是怀疑自己的人很难真正做好一件事情，因为怀疑会让我们不相信自己的眼光和判断，会让我们终止前进的脚步。只有相信事在人为，相信自己可以做好，才有可能抓住眼前的机会，才敢于让自己变得出类拔萃。许多时候，人的所谓成就，并非绝对来源于智慧和才能，而是来源于相信自己的心。

■ 不怀疑自己，就不会"丢失"自己。

　　在一次艰难的战役开始之前，拿破仑坐在营帐里，看着眼前的一张意大利地图，一边思索，一边自言自语地说："万事俱备只欠东风了，

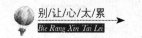

我一定可以打赢这场战役，抓住我的敌人！"

可是，就在马林果战役打响后，法军受到敌军重创，眼看就要招架不住了，拿破仑看着精心筹措的成果眼看就要化为灰烬，他开始怀疑自己的作战方案。

就在拿破仑打算撤退之际，他带着骑兵将士驰过田野，停在一个山洼附近。队伍中有一个小鼓手，他是一个曾经在巴黎无家可归的流浪儿，后来被人收留，一直跟随拿破仑的部队在军中作战。

当军队停下时，拿破仑冲着小鼓手下了命令："击退兵鼓。"

这个孩子好像没有听到一样，没动。

"击退兵鼓，你没有听到吗！"

孩子手拿鼓枪跑到拿破仑身边，朗声说道："长官，没有人教过我怎么击退兵鼓，我不会，但是我会击进军鼓，说真的，我能击出最铿锵有力的进军鼓，敲得让所有的人都振作起来，我从来不怀疑自己，相信我可以做到，啊，大人，请允许我这样做。"

拿破仑的眼睛里燃起了丝丝希望，"好，我们一起打败他们！我们一定能赢得胜利，来，小流浪汉，敲进军鼓吧！"

很快，队伍随着小鼓手有力的鼓声，向奥地利军队发起进攻，把敌人打得落花流水。透过硝烟战火，人们看到那个勇敢的小鼓手走在队伍最前面，面带信心敲着激昂的进军鼓。他越过浓烟和尸体，越过碉堡和战壕，他的脚步坚定有力，鼓声激扬雄厚，他用不怀疑自己的精神开辟了胜利的希望。

遭遇挫败并不可怕，可怕的是在挫败面前产生的怀疑自己的态度。小鼓手用"初生牛犊不怕虎"的劲头赢得了最后的胜利，并向我们证明了一个人相信自己是多么的重要。

不怀疑自己，就不会"丢失"自己。在人生道路上"丢失"自己的人，大多是怀疑自己的人，怀疑自己的人，很容易被别人的流言蜚语所淹没，很容易被世俗的大潮流所覆盖，看不清自己真正的需要是什么，看不清自己的前路应该在何处。他们因为怀疑自己，所以常常被别人牵着鼻子走，他们习惯了人云亦云，他们很难找到自己心灵的归属感和落脚点，也很难有机会抵达自己向往的生命的彼岸。

■ 一个连自己都不信任的人，如何能让别人相信他呢？

著名作家杏林子讲过一个关于"三只耳朵的兔子"的故事：有一个长了三只耳朵的兔子，在同伴中备受嘲讽，大家都不喜欢它，最后他甚至怀疑自己就是一个怪物，所以才被孤立了起来。为此，三耳兔非常难过，有一天，它终于忍着剧痛把自己那只多余的耳朵割掉了，于是，它变得和别的兔子一模一样，也没有谁再挤兑它了，它感到快乐极了。后来，他来到了另一座森林，它惊讶地发现，这里的兔子居然都是三只耳朵，和以前的他一模一样！但因为它现在是两只耳朵，所以，这座森林里的兔子们都不喜欢它，它只好迅速地逃开了。

这个寓言告诉我们，怀疑自己的人，就如同这只兔子一样，心理非常脆弱，遇事容易被别人的眼光和看法所影响，没有自己的主见，丢失了自己的个性，因此经常处于心灵的疲惫中。事实上，这皆起因于对自我的怀疑。

人的一生，常常容易在对自己不满足不信任的惴惴不安中度过。相信自己的心，也正是在这不断否定又不断发现的过程中建立起来的，在这期间，关键是要好好把握自己，不丢失自己。

这如同一个人吃桃子，先挑烂的吃，总是希望下一个是好的，吃到

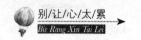
最后会发现所有吃过的桃子都是坏的；反过来，把那个烂的扔掉，先挑最好的吃，而接下来的每一个桃子都是好的，吃到最后，只有一个烂的，其余全是好的。

怀疑自己与相信自己，正如一个人吃桃子的过程，充满着一定的心理暗示，你若总是习惯先看不好的事情，那接下来的事情在你的心理暗示中会越来越不好；反之，你若是先看好的事物，那以后遇到的事情在你的心理暗示中会变得越来越好。掌握了这个规律，若我们每天都能看到自我最好的一面、相信自己、回归自己、肯定自己，你就能发现所有的一切都在我们的心里越变越好。

一个怀疑自己的人，并不是因为他真的有多少缺点，只是他不懂得发现自己闪光的地方，他的眼中，好像只有自己的缺点，自己的短处。于是，他给人的感觉，就像是被霜打了的芭蕉，浑身无力，垂头丧气，这样的人，纵使置身于一个重要显赫的位置，他也会因为脸上的不自信而黯然失色。这样的人总是会在自己的能力面前画个问号。一个人，如果时常处于怀疑自己的状态，那么他只能让自己活得心太累。

反之，一个不怀疑自己的人，懂得在灵魂深处开一扇窗，吸收阳光的照射。就算天空真的一片阴霾，他也能够找到自己的太阳。这颗太阳，就是充满阳光活力的心。于是，他给人的感觉虽然不一定伟岸，但绝对激情澎湃，神采飞扬，即使没有倜傥的外貌，在人群中依然可以让人眼前一亮，而且更能在气魄上给人不一样的感觉。因为他从来不怀疑自己，他的自信是从骨子里流露出来的，这样的人，注定可以潇洒走人间。

一个连自己都不信任的人，如何能让别人相信他呢？

相信自己，不是自以为是，不是桀骜不驯，也不是徒有优越感，而是站在一个客观理智的层次上的自我肯定，一种不断消除自我怀疑的心理暗示。

相信自己，就是一种美丽，一种生命的风采，是对生命的一种尊重。

信任，从自己开始吧！

心灵的轻盈，
源于那份"洒脱无羁"

洒脱是一种让心不累的境界。拥有了这份心境，生活就多了一份轻松，少了一份焦虑；多了一份希望，少了一份失望；多了一份幸福，少了一份抱怨。洒脱让我们内心充满了豁达和感恩，有了这样的心态，生活便拥有了活力和激情，就算偶遇挫败，也会很快化作前行的动力和支撑。

洒脱面对，能让我们活得不再"心太累"。

三毛是个奇女子，她曾经在自己最喜欢的一首歌中这样唱到："为了天空飞翔的小鸟，为了山间轻流的小溪，为了宽阔的草原，流浪远方，流浪，为了梦中的橄榄树……"很美的歌词，词作者三毛，怀揣洒脱不羁的个性行走于撒哈拉，成为当时无数人崇拜的偶像。没有人不知道三毛的《橄榄树》《撒哈拉的故事》《万水千山走遍》……没有人不知道她相信自己的心和她心中的天堂……

浪迹天涯的三毛最大的个性就是从不怀疑自己，她用自信的脚步，走出了属于自己的洒脱无羁的路！尽管三毛已经与世长辞，但是她披着

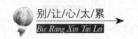

长发，携了书和笔独闯世界的形象，却永远留在了人们的心里。

还有一位酷爱收藏字画的老人，他最大的乐趣就是向别人展示他的藏品并分享他的快乐。有一次，他拿出了一幅字画，只见是一个大圈，里面有个繁体的"宽"字，他笑逐颜开地向朋友们解释道，别看这只是一个简单的"宽"，但它被圈起来，就说明一个人只要心宽了，就能洒脱无羁，一个真正洒脱的人，也绝对不会有疑世之心、疑己之心、疑人之心。

是啊，那种"洒脱无羁"的豪情何尝不是一种心灵的释然。可惜的是，当很多人真正明白领悟这个道理的时候，恐怕也已两鬓斑白了吧。

人生在世，短短数十年，不过弹指一挥间，这是生命的自然规律，可就在这短暂而宝贵的时光中，却仍有许许多多的人，活得没有自我，活得烦恼疲惫。那么，我们为何不就此放下所有的羁绊，试着去洒脱面对，也许它能让我们活得不再"疲累"。

■ 洒脱，是一种洞悉一切又不点破的智慧。

洒脱，不是无所而为，目空一切；也不是玩世不恭，放荡挥霍；更不是我行我素，浑浑噩噩。

洒脱，是一种回归自然的美；是一种不卑不亢的心理；是一种洞悉一切又不点破的智慧。虽说人生之路变幻无常，但是只要我们懂得酝酿洒脱，就能有"挥一挥衣袖，不带走一片云彩"的飘扬；只要我们的内心拥有洒脱，就能遇到"面朝大海，春暖花开"的浪漫。

我们要学会洒脱，因为有些东西可能会失去，有些东西注定不属于你，该放弃的东西，不要纠结，挽留不属于自己的东西是另一种伤害。

是的,要去的终究还是要去,该来的你想挡都挡不住,得失之间,需要的就是一份洒脱的信念,只要你曾经努力过,争取过,尝试过,最后又没有得到,已经不重要了,重要的是藏在细枝末节里让你不断成长成熟的经历。

洒脱,会让你把旅途中的痛苦当作必经的一部分,而不是把成功当成唯一可以慰籍心灵的空中楼阁。洒脱,会让你带着拈花微笑的心穿越人生的漫漫长路,让幸福的欢歌笑语温暖整个过往的生命,在千万次受伤之后,仍然可以坚毅如初。

"疑念"心头生,烦恼遂自来。有时怀疑的心,无论对何人何事,正是烦恼的根源,怀疑日积月累,就会成为一种心理负担和精神累赘,从而沉重了我们快乐的心灵,束缚了我们翱翔的羽翼,相反,这时候如果能将不必要的怀疑删除,学会洒脱对待,学会无所谓,一身轻松的我们反而会走得更远,飞得更高。

人在江湖,身不由己,我们终日奔波忙碌、疲惫的心灵确实需要适时的回归和放松。虽然有时忙碌更能体现我们的价值,但是如果我们不懂得洒脱,忙碌的时间长了,心灵的负担就会越积越多。洒脱是上帝赏赐给我们每一个人的礼物,因为有了洒脱,心灵就能在疲惫不堪之余找到停靠的港湾,在这个港湾里,我们可以将背不动的东西暂时卸下来,给心灵一次歇息的机会。

只顾埋着头追逐,而忘记给自己一份洒脱的心境,我们单薄的臂膀又岂能负载太多生活的重担?洒脱,是在悲伤之后孕育出的一种冷静,是在苦涩之中解读出的一份甘甜。拥有洒脱,我们将不再汲汲于富贵,戚戚于贫贱,我们必会拥有与天地一样广阔的胸怀。

洒脱,是一江春水向东流,就算迂回辗转,也不忘笑看天下;即使面临绝境,也要飞落成瀑;就像一枚开放在冰天雪地的寒梅,就算冷冽

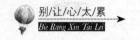

刺骨，也依然傲霜挺立，越是艰难越要显示生命的最强音。

■ 带上洒脱上路，就能笑着面对人生。

洒脱是一种让心不累的境界。拥有了这份心境，生活就多了一份轻松，少了一份焦虑；多了一份希望，少了一份失望；多了一份幸福，少了一份抱怨。洒脱让我们内心充满了豁达和感恩，有了这样的心态，生活便拥有了活力和激情，就算偶遇挫败，也会很快化作前行的动力和支撑。

人生需要洒脱的心境。不要为一些小小的失败就怀疑自己，不要因为过往的错失而永远否定自己，让心灵失去对自己正确的判断；不要为现实与理想的差距而耿耿于怀，理想与现实本身就难以平衡；更不要为人生的失意和不得志而空怀悲切，让心灵丧失对自己的信心；也不要为情感的伤害和失败而不去接受新的感情，让自己一辈子沉浸在对情感的失望中。活着就要懂得为自己营造一种洒脱的心情，这样，才能活得轻松一些、自在一些、幸福一些。

带上洒脱上路，就能笑着面对人生。该来的不要拒绝，该去的不要牵挂，该做的勇敢去做。不该留下的让它随风而去，该留下的要好好珍藏，学会让经历过的每一段人生驿站都沉淀成珍贵的财富，引领我们前行。就算"路漫漫其修远兮"，但是别忘记，人生路上总会有柳暗花明的胜景在等待我们去欣赏。

学会洒脱，给自己的心一片天地，你会发现没有负累的生活是如此轻盈美好，仿佛蓝天碧海般纯净剔透，水是清澈的，云是洁白的，草是碧绿的。这时你才真正领悟到什么是"退一步海阔天空"的境界，什么是"心远地自偏"的悠闲，什么是"出淤泥而不染"的清高。

学会洒脱，不是逃避现实的阿Q精神，不是厌世之思的归隐之心，而是一种"不以物喜，不以己悲"的胸襟。洒脱之后，你会发现原来风景这边独好。

我心坦然，人生路上
"轻装上阵"

> 很多时候，人生之路之所以变得举步维艰，是因为背负得太重；背负得太重是因为不懂得坦然。聪明过人的和珅，绞尽脑汁，累并痛着，一生为财富奔忙，为名利所累，最后反落得个人财两空，何苦来着？

■ 人生之路太艰难，是因为背负太重；背负太重是因为不懂坦然。

在一列飞速行驶的火车上，一位老人不小心将刚买的新鞋从窗口掉下去一只，周围的旅客都为之深感惋惜，不料，老人不但没有生气，反而很坦然地将另一只也扔了下去。大家都不解其意，老人却坦然一笑："一只鞋子已经掉出去了，生气又有什么用，而且剩下了一只鞋对我来说已经没什么意义了，不如干脆一起扔出去，把一双完整的鞋留给那个拾到它的人。"

老人的行为有着发人深思的意义。面对人生的无常，徒生痛苦不如坦然面对，这样至少还可以让自己在人生路上"轻装上阵"。

活着真累，很多人这样感叹；活着真烦，很多人这样抱怨。在寻找了千百种理由之后，蓦然回首来时路，才发现，生活在同一视野下的人

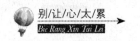

们之所以不同，不是生活赐予人们有什么不同，而是因为在这些人的胸襟中缺少了一份"坦然"。

大千世界，物欲纷扰，光怪陆离，充满了各种各样令人心动神驰的诱惑。在这浮华幻化的尘世纷扰下，如果能真正做到心静如水、坦然处之，就一定能感受到心灵的轻松和生活的快乐。

谁都希望自己可以拥有坦然的心境，这说起来简单，做起来却不容易。关键要在生活和工作中给自己一个合理的定位，知道自己适合什么，需要什么，不生非分之心，不生无谓烦恼，保持淡定的心态，才能坦然地面对人世间的得失成败。

很多时候，人生之路之所以变得举步维艰，是因为背负得太重；背负得太重是因为不懂得坦然。聪明过人的和珅，绞尽脑汁，累并痛着，一生为财富奔忙，为名利所累，最后反落得个人财两空，何苦来着？

■ 只要心地坦然如水，心中就会唱响幸福的歌。

其实，没有什么东西是绝对属于自己的，握在手里的，也不一定永远不会失去，我们所拥有的，也不一定永远属于我们。如果只为了那么一点点贪心，就要劳心伤神一辈子，那样的人生成本实在太高了。因此，学会坦然，不怀疑自己，相信别人，该忍则忍，该退则退，面对不属于我们的东西，收回摊开的手掌，懂得放弃是另一种获得！当然，放弃需要的还是一份坦然面对的心境，当你真正做到了心地坦荡天地宽的时候，就会体会到幸福的甜美了。

一支登山队来到一座雪山脚下，开始了艰难的攀登。

这是一座非常陡峭的山峰，下面便是万丈深渊，一不小心，他们就会失足掉下悬崖，粉身碎骨。

突然，队长脚下一滑，失足坠落。

原本在掉下去的一刻他想发出本能的呼叫声，但是在那关键的时候，他明白只要他发出惊叫，其他队员一定会受到影响，惊吓之中脚步不稳，再掉下去！他忍着没有发出一点声音来。

很快，他便悄无声息地坠落到万丈冰谷里。

其实，当时有一个跟在他后面的队员亲眼目睹了这一惨剧的发生。

但是，他没有发出本能的惊呼，多年的登山经验告诉他，惊叫不但不能挽救队长的生命，而且还会影响到其他队员，给下一步的登山带来难以想象的危险。

他就像什么都没有发生一样继续吆喝队员们一起向上攀登，但是，背着大伙他不断地流着眼泪，眼泪滴下来，打在雪上。当登上山顶后，大家才发现队长不在了，于是他这才将事情的真相说了出来。

大家默默地流着泪，什么都没有说。

无疑，这些队员是世界上最优秀的人，因为他们能够坦然面对自己的死亡，也能坦然面对队友的死亡。他们攀登的不只是自然的高峰，更是心灵和精神的高峰。能够做到坦然面对死亡，这实在是人生所能承受的最高境界了！

记得一位哲人说过："无论面对什么样的境遇，你只要心地坦然如水，心中就会唱响幸福的歌。"因为幸福的旋律，不在于事情本身的平平仄仄，而在于心中是否能充满一份坦然。

■ 坦然，能让我们活得自然，活得真实，活得不累。

坦然是一种生活的能力，更是一种生活的境界。坦然用久了，就会成为一种习惯，而且越用越能体验其中的快乐，只要你不停地使用，心

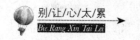

灵就会越变越轻盈自由。有坦然才有快乐，有坦然才有气质，有坦然才有魄力，有坦然才有临危不惧，有坦然才能远离羁绊牵挂。静静地回望来时路，在经历了人生的种种境遇之后，心不再为其所动，也不会彷徨失措，你才真正属于了自己。

苏轼的诗句正说明了这个道理："人生到处知何似，恰似飞鸿踏雪泥。"了悟人生的坦然，才能主动把控人生，才能收获幸福人生。有了坦然，你会发现，"天空不留下我的痕迹，但我已飞过"，我们不再计较一得一失，不再为不曾拥有而耿耿于怀，在我们清澈纯洁的眼睛里，阳光还是那么热烈，风儿还是那么清爽，树木还是那么翠绿，花儿还是那么娇艳，心灵还是那么真挚，生活还是那样美好。而坦然的心境，也越来越清晰。

许多人，是我们无法改变的，但我们不必伤感，不必在意，我们唯一可做的，就是用真诚和热情来面对他们，不为别的，只为了求得心底的平静和坦然；许多事，是我们无法预料的，俗话说，谋事在人，成事在天，上帝自有安排，我们又何必自寻烦恼。对待事业，只要我们努力付出了，也就了无遗憾了；对待爱情，只要我们投入真情了，也就无怨无悔了。我们每一份真诚的付出，就是为了求得心底的快乐和坦然。

当你为了莫名的忧伤寻找千百个理由时，当你蓦然回首生命中那一个个不眠之夜时，你要知道，这一切的缘由是因为心灵缺少一份坦然，一份笑对生活的心。"我贫穷，卑微，我不美丽，但当我们的灵魂面对上帝的时候，我们都是一样的"这是《简爱》中的一句话。简爱用一份坦然的心境，告诉我们，无论贫富美丑，只要心地坦荡，就都有着同样高贵的灵魂。

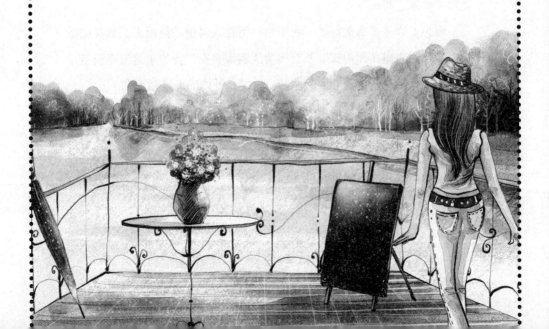

第九章

活得越真实，心灵越轻松

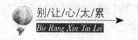

真诚，其实很简单

> 真诚是连接彼此心灵的纽带，是打开彼此心灵的钥匙。无论你是什么样的人，你可能是一个一事无成的人，你可能至今仍然无功无名，这些都不重要，重要的是你必须拥有真诚，如果丧失了真诚，就不会有人尊重你。很多时候，我们心灵真正的快乐，绝对和真诚有关。

▰ 平淡的生活中的真诚，其实很简单。

著名作家柯蓝曾经写过这样一段话："我几乎贫穷到一无所有，但是我有我的真诚，这是我唯一的财富，我的真诚是我的满足，我的真诚是我的骄傲，因为有了它，我的头可以高高抬起，因为有了它，我的眼光可以清澈透明。"

想想，这是多么美好的一种幸福。活在人群中，留给人们真诚的微笑，不会因为虚伪而内疚，不会因为欺骗而不安，天空永远澄净蔚蓝，空气永远自然清新，而心中激荡的，一定是曼妙的真诚畅想曲。

在当今时代这个人事繁杂的环境，处处可以听到人们对彼此情感虚伪的抱怨，对人性不可捉摸的惶惶不安。人们一面渴望着得到别人的真诚，一面又因为害怕被伤害而将自己层层包裹起来，这样就会出现两种现象：要么就是自我封闭，要么就是趋炎附势，所以总是活得很累……

其实，一个人心灵的自由与否，不在于他的物质是否丰厚，也不在于他的地位是否显赫，而在于他的心灵是否拥有一种健康的思维状态，是否拥有一颗懂得真诚的心。

常常听到人们这样感叹："做人难，做人实在难。"他们之所以发出这样的感叹，并不是因为生活的艰难，也不是因为情感的困扰，更不是因为灾难的威胁，而是烦恼于人与人之间的相处。

与人相处真的有那么难吗？

其实很多时候，只要我们能把复杂的东西简单化；能站在别人的角度为别人着想；能真诚地善待对方，做人其实并没有那么难。

■ 真诚，是一种我们都需要的希望。

有这样一个故事：两个朋友结伴旅行，后来迷路走入一座荒岛。岛上一片荒芜，寸草不生，他们艰难地走着，此刻已经三天没有吃到东西了。黄昏的时候，他们双双晕倒在一棵枯树旁。这时，不知从何处传来了上帝的声音："再向前走一点，就能看到一棵树，树上有一大一小两个桃子，谁吃了那个大一点的桃子，就有体力活着走出孤岛。"他们兴奋不已，仿佛看到了生的希望，但是他们坚持要把大一点的桃子留给对方，可最后谁都没有说服谁。最后，体力不支的两个人竟然不知不觉睡着了。

第二天早晨，其中的一个人醒来后，发现自己的朋友已经不见了。于是他本能地冲到那棵树下，发现树上只剩下一个很小的桃子。顿时，一种被朋友欺骗的悲痛感涌上心头，他想起昨天朋友为了让自己活下来，口口声声说要把大桃子留给自己的样子，但是今天他却拿着大桃子逃之夭夭，他开始质疑朋友的真诚。可他为了补充体力，还是摘下了那只小桃子，怀着悲愤的心情继续寻找逃出荒岛的路。可就在不远处，他发现他的朋友躺在地上，已经奄奄一息了。他虽然对他心怀怨恨，但还

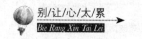

是背起了朋友，打算带着他继续赶路。可就在这时，他发现朋友手中的果子看上去比自己的要小很多。

他们在生死的考验面前，用真诚兑现了对彼此的承诺。于是，很快，上帝带领他们来到一片树林中，那里有果子、有清泉、有美食，这是上帝赐予真诚之人最美好的礼物。最后，他们安然无恙地结束了旅行。

故事中那个默默离开的人，为了让同伴活下去，将唯一的大桃子留给了朋友。而那位原以为被朋友背叛的人，虽然心怀怨恨，但还是选择带着同伴一起走出荒岛。是真诚感动了他，是真诚在这时闪现出人性的光辉！

平淡的生活中，我们似乎很容易做到真诚，这个时候的真诚很简单，和利益无关，不需要付出多大的代价。但是当考验出现的时候，真诚与虚伪就变得一目了然啦。

生活中，我们可能很少遇到故事中这种生死抉择的问题，我们遇到的问题要比这个简单轻松得多，相比之下真诚待人，还有什么做不到的呢？

■ 有了真诚，我们会获得更多的温情。

就像一位作家所说："你想要别人怎样待你，你也要怎样待别人。"真诚是可以互换的，真诚可以让我们的心灵变得更轻松，可以让我们的生活变得更美好。在我们功成名就时，真诚的祝福是最好的鼓励；当我们被痛苦击伤时，真诚的安慰是一缕清风，能吹散心头的阴霾；当我们得意忘形时，真诚的提醒就像一场及时雨，能冲灭心头的狂躁，让人清醒。

我们都需要真诚，都喜欢真诚！没有一个人愿意与虚伪的人交往。不真诚的人让我们不敢接近，让我们避之不及，而真诚的人总是能吸引身边的人。需要帮助时，诚心诚意的雪中送炭；遇到困难时，发自内心的勉励鼓舞，这些真诚都不由得让人心中感到无比的温暖。

真诚是打开彼此心灵的一把钥匙，无论你是什么样的人，你可能是一个一事无成的人，你可能至今无法功成名就，这些都不重要，重要的是你必须拥有真诚，如果你丧失了真诚，就不会有人尊重你。很多时候，我们心灵真正的快乐，绝对和真诚有关。

上个世纪六十年代，美国一位著名心理学家曾经列出了四百多个描写人品质的形容词，他请六千多名学生挑选出他们心目中最欣赏的做人品质。调查结果是，大部分的学生选择的都是"真诚"。学生们认为做人品质最差的就是"虚伪"。

真诚，是连接彼此心灵的纽带，是化解彼此误会的最有利的武器。

当然，真诚不光是对待别人，对自己也应该真诚，因为一个人能真实地看清楚自己，真实地评价自己，是让心不累的最好方式，自我伪装本身就是一种心灵的疲惫。一个真正懂得真诚对待自己的人，有着自信豁达的气质，他不会盲目地迎合、附庸别人，他懂得坚持属于自己的魅力。

真诚的心，就像一颗星星，在暗夜中发出闪亮的光，就算你真的看不到前方的路将伸向何处，但是当真诚成为你坚定的，毫不动摇的支撑，那么你就可以迈开犹豫不决的脚步，找到那个可以温暖彼此的驿站……

真诚，是一种人生的幸福！有了真诚，我们会获得更多的温情；有了真诚，我们也会获得更多人性的美好，我们的生活也将从此变得充满芬芳与绿意！

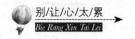

真诚的赞美，是我们都需要的

赞美的方式有很多种，总之，如果你希望给别人和自己同时带来愉悦的感觉，让你在人群中成为受欢迎的人，不至于因为人际的不和谐而身心俱疲，那么就切莫吝啬施予你对别人的赞美，没有任何人会反感真诚的赞美，这是毫无疑问的。让我们给别人更多的赞美吧！为了别人的快乐，更是为了自己的轻松和愉悦！

■ 真诚地赞美对方，会让双方彼此都获得愉悦感。

一位作家曾经说过：请记住，如果你看到了别人身上的闪光之处，那么请立刻告诉他，没有比这个更能让对方心花怒放的了。

在人与人的交往中，当你给予别人赞美的时候，正是你们的关系得到进一步提升的时候。

莎士比亚曾说："赞美是心灵的阳光。"心理学家威廉也说："每个人的内心深处，都渴望到最深切真诚的赞美。"正因为如此，赞美实在具有一种难以想象的力量。获得赞美的人，心灵会如干涸中突然得到雨水浇灌的枯树一样，焕发新的生机。而当你真诚地赞美他人的时候，不光能为他带来愉快以及被肯定的满足，你自己也不经意间与他一起分享了一份喜悦和惊喜。

216

小莫经常去楼下的饭店吃饭，她每次在等候上菜的时候，总能发现一个问题：饭店内的女服务员总是一脸冷漠，似乎对客人非常不耐烦。小莫是一个善解人意的女孩，她发自内心地理解服务员的行为，因为她们每天从早到晚要接待很多的客人，而且还会遇到一些很难缠的客人，耐性再好的人也难免厌烦。

于是小莫想，我何不试着赞美赞美她，调节一下她的心情，让她高兴起来。不过，她到底有什么值得我由衷地赞美的呢？她观察了片刻，发现这个服务员的皮肤很白净。

当这个服务员走向她时，她立刻真诚而友善地说："小姑娘，你的皮肤真白。我希望自己也能拥有和你一样的皮肤。"

服务员吃惊地看了小莫一眼，马上露出了甜美的笑容："谢谢，谢谢"。"你笑起来真美"！听到赞美，女服务员笑得更灿烂了。从此以后，总能看到这个女服务员在招待顾客时脸上挂着暖暖的笑。

■ 不露声色的委婉的赞美是最巧妙的。

美国作家卡耐基在他的《人性的弱点》一书中说道："如果你能以真诚的心来嘉许别人，人们就将记住你的话，并终身不忘，就算你以后已经淡忘了，但是他们还是会深深地铭记。"

真诚的赞美可以为一个人带来自尊、自信和愉悦，可以使自己的心灵也变得阳光开朗。

赞美是一种智慧，也是一种很深奥的学问，需要绝对的技巧。赞美很多时候能够体现出一个人的修养，修养好的人懂得适度巧妙地赞美别人，她们不会去做太过分太直接的赞美，因为那样很容易被别人理解成拍马屁。不露声色的委婉的赞美是最巧妙的。比如说；在讨论某一个问题时，你可以说"我很想听听你的意见""你的想法我还是比较在意

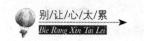

的""你来说一说是最好不过了"等之类的语言，这是最委婉，也是最能让对方感觉舒服的赞美了。

■ 没有任何人会反感真诚的赞美，这是毫无疑问的。

赞美别人的场合和方式也是很重要的。最好不要在众人面前赞美一个人，尽管你的赞美让对方很开心，但可能会让身边的其他人感觉不是很舒服。比如你对某一个人说"你的衣服很有品位"这可能让身边其他人理解为自己的衣服没品位，所以赞美的场合是很重要的。其实赞美的方式有很多种，认真地倾听别人的表达，恰恰是对别人最好的赞美；有时，在对方面前流露出你对他的需要，来间接向他证明他存在的价值，那也是一种赞美；你也可以通过显示自己的弱点，来衬托他的优点，那同样也是给予他的赞美；有时只是一个不经意的眼神、一个动作、一个微笑，也能表达出真心的赞美。

当然，你的赞美还必须是真诚的。赞美不能脱离事实，否则你的赞美就不是真诚的而是虚伪的。毫无原则的夸奖，会让人感觉被欺骗甚至以为你有什么不可告人的目的，虚情假意的赞美往往会让别人觉得你华而不实。而且，实际上，那些喜欢过分夸大地赞美别人的，也未必适合做朋友。只有当你真的被别人身上的某些优点感动的时候，你才可以真挚地直截了当地说出来。这些优点并不一定是什么惊人的壮举，也许只是生活中一些很细微的可爱之处，比如你发现对方绘制的一张设计图很漂亮，那就请立刻告诉她："你这张设计图挺不错的。"因为有时，一些浮夸空洞的赞美反而没有明确的意义，常使人觉得不着边际，并怀疑你的审美能力和判断能力；而明细的赞美因为一语道破的真实性，会让人听起来觉得更加真诚。

赞美别人要中肯。在你赞美别人时，言语和表达方式一定要流畅自然，而且词语要恰当。吞吞吐吐、闪烁其词，很容易让人怀疑你是否出于真心。要给别人她希望拥有的赞美，其中有很重要的一点，那就是要学会赞美别人的"普通之处"。很多人以为看到漂亮的女孩夸她好看一定是她最喜欢听的，其实则不然，因为她们已经知道自己很漂亮了，而且这样的话她们也听得太多了，对一个漂亮的女孩子，夸她好看不如夸她聪明、幽默或者能干，如果夸她的容貌则应在具体的眼睛、嘴唇、鼻子和双手等部位中选相对有特点的，然后设法说些委婉的赞美的话。

赞美别人，对别人的"很显眼的优点"就没必要多加修饰了，对于她的不足之处，你不妨多多关注一些并给予赞美，这样，你的赞美会成为他内心真正的需要，他会因此而感激你，比如对方是个很矮的人，你就说她穿着短款的衣服很好看等。

赞美的方式有很多种，总之，如果你希望给别人和自己同时带来愉悦的感觉，让你在人群中成为受欢迎的人，不至于因为人际的不和谐而身心俱疲，那么就切莫吝啬施予你对别人的赞美，没有任何人会反感真诚的赞美，这是毫无疑问的。

让我们给别人更多的赞美吧！为了别人的快乐，更是为了自己的轻松愉悦！

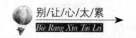

活出最真实的自己，
才够畅快淋漓

虚假，就如同被风沙覆盖的草原，遮住了所有的绿意，就算有再多的美丽要展现，暴露出来的却依然是贫瘠荒凉的面貌；而真实，就如同赤露着的层层麦田，接受着阳光雨露的滋润，春风吹来，便随着风儿此起彼伏地摆动，一派盎然生机。

■ 因为活得不真实，我们不知道"我去了哪里？"

是不是有过这样的经历：我们常常为了讨好别人，让别人喜欢欣赏自己，为了不被别人说三道四，便千方百计地伪装自己，把自己装扮成别人喜欢的样子，完全按照别人的眼光来生活做事。一句话，整天为了成为别人眼中的好人而过日子。

慢慢地，我们发现，这样活着实在太累。虽然有时候会赢得别人的赞赏，但总感觉自己过得并不快乐。内心里整日疲惫不堪、患得患失，没有丝毫轻松踏实的感觉，既担心被别人看到自己最真实的一面，又觉得这样活着实在没有什么意义。

后来有一天，我们终于恍然大悟：何必自己折磨自己，重要的是活在自己的心里，而不是活在别人的眼里。

于是，我们撕掉虚伪的面具，卸除一切的修饰，不再那么唯唯诺诺、瞻前顾后，在不妨碍别人的前提下，说自己想说的话，做自己想做的事，轻轻松松、真真实实地过自己想要的生活。

尽管这样会成为别人眼中不成熟、不懂事、不老练的人，尽管想说什么说什么的个性也许并不招人喜欢，偶尔还会因此而失去很多利益，但是我们却为自己能够拥有轻松真实酣畅的日子而感到幸福。

明代刘元卿在《贤奕编》中讲了一个特别有意思的故事，说是有一个里正押送一个犯了法的人到边疆充军，犯人十分狡猾，半路两人投宿旅店时，请里正喝酒，里正喝的酩酊大醉，里正沉沉睡去，犯人趁机拿出自己的衣服给里正换上，并解开自己的刑具，套在里正的脖子上，然后仓皇而逃。第二天早上，里正酒醒了，不见了犯人，一看自己穿着犯人的衣服，又见自己脖子上带着刑具，于是他大呼："犯人在这里，那么我到哪里去了呢？"

"我在哪里？"很多人都这样问过自己。因为很多时候，我们都忘记了真我的存在，不知道该如何做回真实的自己？我们常常被身边的物欲和名利同化，我们在生活中做了很多自己不想做的事，又说了很多自己不愿意说的话，我们真的很累！

■ 真实的东西，虽然现实而直接，却能令人折服。

真实的东西，虽然现实而直接，却能令人折服；虽然没有浮华的美艳，却能保持长久；虚假的东西看似美丽，却只能够光彩一时，但终究是无法永恒的。世间之事就是如此。

生活在凡间的我们，为了所谓的面子不得不给自己戴上一幅面具，或披上一件华美的外衣，以此来掩盖自己不好的一面，企图将自己展现的无懈可击，达到招人喜欢，引人注目，受人尊崇的目的。其实，这就

221

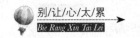

如同谎言一样，为了避免使谎言穿帮，就需要不断编造新的谎话去遮掩曾经的谎话，使自己永远处于谎言的恶性循环之中，并惶惶不可终日。

郭冬临演过一个小品叫《有事你找我》。小品中，男人为了在妻子和同事面前证明自己的能力，让别人对自己刮目相看，不但从别人手里借来传呼机，并让别人不断给他打传呼，在妻子面前装出一副很忙的样子，表现他自己多么能干；还向同事许下承诺，说自己跟火车站的人有关系，能买到卧铺票，其实，那些车票根本不是托关系买来的，而是他自己无数个深夜排队买来的。当他的科长求他办事，希望他可以搞几节车皮时，他居然想都没想就答应了，其实他根本就没有办法搞到车皮，真不知他如何解决。

现实生活中，这种人往往活得很累。明明没有艺术天赋，却总爱扮演成艺术家的范儿；明明生活条件一般，却总爱挥霍摆阔；明明是普通职员，却总爱摆出一副领导的样子；明明能力有限，却总爱夸大自己的办事效率；明明年龄已经摆在眼前了，却总爱装出十八岁的样子……

我们用心良苦的掩盖那些不愿意被别人看见的自卑和缺陷，以及工作生活和背景，为的是将一个完美无瑕、无懈可击的美好形象展现给别人，成为大家眼中值得尊重的人。这样做其实往往会适得其反，使自己落到更加难堪的境地。假的，永远都是假的，纸包不住火，不可能长久，就像烟花再璀璨，总是短暂的；昙花再美，总是会凋谢的。虚假，就如同被风沙覆盖的草原，遮住了所有的绿意，就算有再多的美丽要展现，暴露出来的却依然是贫瘠荒凉的面貌；而真实，就如同赤露着的层层麦田，接受着阳光雨露的滋润，春风吹来，便随着风儿此起彼伏地摆动，一派盎然生机。

　　这就是真实的好处。比如：如果有两个人向你推销自己的产品，一个说："我的东西好的没话说，你不买肯定后悔。"另外一位说："我的东西可能有一处缺点，只要你稍稍保养一下，用起来还是很不错的。"如果是你，你会买哪一个人的东西呢？不用想，大部分的人肯定会买后者的东西，因为他的推荐很真实。真实，虽然一针见血，但很可信；真实，虽然有点瑕疵，但很受用；真实，虽然有些莽撞，但很可靠。真实，是实实在在的东西，不会让人感觉害怕不踏实，因此也最能吸引人。我们常常会被某篇文章，或者某部电影而感动，就是因为它真实得让我们感同身受。

■ 活得真实，心才不会累！

　　尽量使自己活得真实一点。我们就不会被许多烦恼桎梏，我们就不会因为压抑而心累。放下假惺惺的笑脸，露出发自内心的微笑，自由地表达自己，我们会感到特别的惬意；脱下伪装的外衣，伸展出自然的肢体，拥抱阳光，我们会感到格外的轻松和舒展；摘下浮华的光环，释放真实的自我，给心灵自由呼吸的空间，我们会感到由衷的快乐。

　　尽量使自己活得真实一点。不要强迫自己做不适合自己的事情，我们有多大的能力，就施展多大的能力；有多大的本事，就干多大的事；有多大的口，就说多大的话；有多大的脚，就走多远的路。千万不要给自己加载超过自己能力所及的重物，那样的话，我们不但寸步难行，还会把自己的心"压伤"了。

　　尽量使自己活得真实一点。要敢于承认自己的不足。没有人无所不能，所以我们总有无法做到的事情，要敢于说"我不会""我做不了""我能力有限""我不知道"。一个敢于面对自己"不能"的人，一定是一个拿得起放得下的人。这并不是什么见不得人的事，而是真实

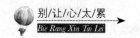
地面对现实，这样做，可以为自己免去很多的麻烦。

尽量使自己活得真实一点。不要太在意那些虚无缥缈的赞扬，赞美听多了，也不是什么好事，只会让自己变得更加骄躁。要活得明白，不要让别人的评价迷失了你的眼睛，你最清楚自己是什么样的；不要在别人的质疑中否定自己，你最明白自己到底适合什么；不要在别人的指责中放弃自己，你最了解自己能做什么；不要在别人的谄媚中陶醉自己，你最晓得自己的优点是什么。

尽量使自己活得真实一点。与其做别人需要的人，不如做自己需要的人；与其做别人喜欢的人，不如做自己喜欢的人，与其做别人在乎的人；不如做自己在乎的人；与其做讨别人欢心的人；不如做讨自己欢心的人；与其做为别人而活的人，不如做轻松自如为自己而活的人……

该拒绝时，坚决地说"不"

> 拒绝也是一门艺术。拒绝时要直截了当，不要吞吞吐吐，犹豫不决，更不要似是而非，拐弯抹角。

■ 学会说"不"，是一个人获得快乐感和满足感的关键所在。

喜剧大师卓别林曾经说过："只要学会说'不'，你的生活就会变得轻松很多！"

"想让自己活得更轻松快乐吗？请大胆说不。"听说，美国一家报

224

社指出，学会说"不"，是一个人获得快乐感和满足感的关键所在。生活中，我们每天要面对各种各样的要求，但是这些要求并不是我们都愿意接受的，所以这个时候拒绝就显得尤为重要了，如果不懂得拒绝，你就会活得很累。

经常有人因为不好意思拒绝别人而陷入烦恼，尤其是当自己身边还有一堆事儿的时候，别人的请求让自己好比雪上加霜，变得更加焦头烂额。而很多时候，我们很难让拒绝的话说出口，所以我们宁愿委曲求全地难为自己。

这样的结果就一定好吗？也许这样不仅会让自己身心俱疲，而且这种心理状态也不可能把事情做好。很多人都明白这个道理，但还是违背自己的意愿而答应了别人的请求。

心理学研究显示，是否敢于拒绝与自信有关系。没有自信感的人一般很难拒绝别人，因为拒绝别人会让他们感到不安，而且由于他们总是活在别人的眼里，所以他们觉得别人的需要比自己的感受更重要。

如果你觉得必须通过"取悦别人"来证明自己的价值，你的能力必须通过为别人做事来体现。那么如此恶性循环下去，依赖你的帮助就会成为身边人的习惯，每个人都希望你随叫随到，随时随地在他们身边为他们服务。但是就是因为你的不敢拒绝，总是让你感觉太累。

心理学家认为，不会说"不"，这是一个人心理脆弱的表现，这些人总是担心拒绝会带来很多负面的影响：比如，他们担心拒绝会伤害朋友的心、会失去友谊、会让别人觉得自己冷酷无情、害怕别人否定自己的价值、认为自己能力有限等。所以，他们宁愿委屈自己，也要咬着牙成全别人。这实在是一种自我折磨。

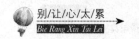
■ **拒绝有时是一种自我保护，否则你只能将自己置于被动的局面。**

看来，学会拒绝的确很重要。但是，拒绝也是一门艺术。要拒绝对方，又要让对方明白你拒绝的理由，理解你的难处和苦衷，并看出你的真诚。所以，拒绝时要直截了当，不要吞吞吐吐，犹豫不决，更不要似是而非，拐弯抹角。

小言是个老实人，无论谁有事找他帮忙，他都能挺身而出，很少说"不"。可最近却遇上了一件麻烦事：一个朋友打算借钱开公司，找到了小言，小言自己没有那么多钱，于是帮他到银行贷了款。但后来这个朋友的公司倒闭了，银行贷款也没法还了。没办法，小言只能自己出去借钱还贷款，白天上一天班，晚上还得到处借钱，日子过得真是心力交瘁啊。

碍于情面，不敢拒绝，小言把自己推上了无限尴尬的境地。我们之所以活得累，就是因为在关键时刻拉不下情面，不懂得适时说一声"不"，这实在是人际交往中的一种误区。

"是"和"不"表明的就是两种不同的观点。古希腊哲学家华达哥拉斯说过："是"或"不"虽然是很短的两个字，但能不能说出口，都需要做最慎重的考虑。当你认真地经过深思熟虑后，认为这件事做下去不太妥当时，不妨大大方方地向对方说一声"不"。拒绝有时是一种自我保护，否则你只能将自己置于被动的局面，无论对自己还是别人，都不是一件好事。

■ 拒绝，是一门艺术，如何拒绝很关键！

既然拒绝如此重要，那么，到底该如何拒绝呢？

首先要先调整好自己的心态。很多人不能大大方方地拒绝别人，和自己的心态有直接的关系。他们以为如果拒绝了朋友的要求，朋友从此就会疏远自己，同时，他们看重别人对自己的看法，总想给身边的人留下乐于助人的好印象。实际上，如果一个人真的拿你当朋友，他不会因为你的一次拒绝就疏远你，不把你当朋友。所以要先调整好自己的心态，该说"不"的时候就坚决说"不"。要知道，真正的朋友是相互理解的，决不会强求别人。所以，没必要有这样的担心和顾虑。

拒绝要有智慧。如果你真的决定拒绝对方，就要使对方彻底死心，千万不要使用让他还留有一线希望的词语，如"我考虑考虑吧""我试一试吧"等。否则，对方就会真的等待你的回应，如果最后你没有帮他办事，他反而觉得你言而无信。简而言之，拒绝要明确果断，避免不必要的误解。当然，说话时的态度语气一定要委婉、巧妙。

拒绝时，态度真诚是很关键的。人人都想在朋友面前有求必应，成为大家眼中无所不能的人。偶尔给予身边人一些帮助，有助于增进感情，但如果经常如此，难免会觉得费时伤神，身心疲惫。其实，越是情感深厚的人，越是能理解你真诚的拒绝，所以，不必担心拒绝亲朋好友之后他们会受到伤害，因为你的真诚已经感动了他们的心。

面对诱惑时，拒绝更显出了其深刻的意义。每个人都会遇到一些难以拒绝的诱惑，这时能否果断地说"不"，决定了你以后甚至一生的幸福。比如，你倾慕已久的已婚男人希望你成为他的情人，而你的代价是成为人人喊打的第三者；比如，一些人为了自己不可告人的目的，突然给了你一张巨额的支票；比如：你遇到了一个很好的晋升机会，但是代

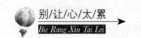
价是必须以背叛帮助你多年的老朋友为前提……

果断拒绝，是为了自我保护。一个人面对自己深爱的人，尤其是男女之情，常会处于两难的境地：全身心的付出，却有可能换来伤害；若即若离，却有可能很难抓住对方。但是，无论爱有多深，都别忘记保护好自己，对于对方的要求，要学会适度地说"不"。不要为了拴住他，而试图答应他所有的要求，对于一些非分的要求，一定要学会拒绝，让他知道，你虽然爱他，但是你爱得有自尊，你爱得不卑不亢！

对自己说"不"，心就不会太累。不敢拒绝，这样的人不仅仅是怕得罪别人，同样也是怕丢自己的面子，把自己看得太高，对自己要求太严苛，要求自己什么都要做到最好。事实上，人的能力不可能是无限的，除非你比上帝还高明。所以，该放手时要放手，学会承认"这事我真的做不了"，学会直面自己的不足。

学会拒绝吧，学会说"不"吧，这样既可以减少很多心灵的压力，又能让你在人群中不至于迷失自己。

有时候，我们真的需要无私的付出

人在旅途，谁都会有疲惫不堪饥渴难耐的时候，谁都会有突然迷失了方向的时候，没有谁一辈子都不需要别人的帮助。而我们在获得别人的帮助和付出之后应该做的，是要学会将更多的帮助传递给其他人。付出是一根接力棒，只要紧紧握在手里，就永远都不会失去手心里的温度。

■有了小的付出才会有大的收获！

每个人都害怕失去，每个人都愿意得到，但是前提是要先懂得付出。

林伟贤博士说过一句话："人生是在乎'总账'，不要计较一时的得失，当你真正成败的时候，上帝会把该给你的一切都给你。"放眼望去，人生路程起伏不定，能真心付出，不计得失，实在是一种豁达。这样的人有大智慧，只关注大局，不拘小节，因为他们明白：有了小的付出才会有大的收获！

在一个伸手不见五指的雨夜，一位老人在开车返回北京的路上抛锚了。他焦急地等待了很长时间，终于等到一辆车经过，开车的小伙子看见老人无助地站在雨中招手，二话没说便下车帮忙。

不一会儿，小伙子帮老人修好了车，老人打算给他一些钱，小伙子摇摇头说："我这么做不是为了钱，举手之劳，您别客气。"老人感激地看着小伙子，欣慰地笑了，然后，他们各自上路了。

随后，老人驱车来到一家饭店用餐，一位看似行走艰难的孕妇为他端上一壶水，并问："老先生，您为什么这么晚了还在赶路呢？"于是老人将刚才的经历告诉了孕妇，孕妇听后感慨万千："这样的好人太难得了，您能遇到这样的人真是幸运啊。"老人微笑着问她为什么怀孕了还在外面工作到这么晚，孕妇说是为了孩子出生后物质生活可以宽裕一些。老人听后，掏出三百美元的小费，要她收下。孕妇很惊讶，执意不肯收下这么一大笔小费。老人却说："你比我更需要它。"

孕妇回到家，把这件事告诉了她的丈夫，她丈夫听后感到非常意外，世界上怎么会有这么巧的事情，原来她丈夫就是那个帮助老人的好心的修车人。

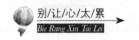

这故事告诉我们一个真理：付出之后，必有回报。我们在播撒付出的同时，也收获了自己的将来，也许你不相信，你做的一切有可能在将来的某一天、在你最需要的时候，以某一种方式回报给你。

山不转水转，水不转人转，地球总是圆的，当我们付出爱的时候，也许没有立刻看到回报，但是等到某一天，当你真正需要的时候，它就会慢慢地悄无声息地回报在你身上。要得到快乐，就要先播种快乐的种子，一个懂得付出不计较回报的人，反而不知道哪天会得到大回报。

■ 生命的意义在于学会付出，生活的轻松在于不计较回报。

很多时候，在我们的生活和工作中，我们习惯性地希望别人可以多付出一些，总是奢望自己躺在不断索取的摇篮中，像个孩子般贪婪地等待着别人的给予，而从来就没想过自己应该为身边的人做些什么，使他们的生活更惬意，心情更轻松。一个不懂付出的人，总是喜欢指责别人的不对，总是抱怨生活太忙，工作太累，而从来都不曾想过自己还应该多做一些什么。

不愿意去付出的人，就不懂去珍惜，所以他们终日过着唉声叹气的生活，没有一点快乐可言，心也因此而变得很累。而那些不计较得失、心存感恩的人，他们懂得发现生活的细节之美，懂得为身边的人去付出，懂得珍惜这来之不易的情感，更懂得去珍惜每一个为他无私付出的人。所以，他们在生活中总是能找到快乐的理由，他们的豁达让他们时刻想着别人，在别人需要帮助的时候，他们都会主动伸出援助之手……或许这些事情实在是微不足道，但对于那些得到帮助的人来说可能却是雪中送炭，终有一天，在他需要帮助的时候，会有很多人以真心实意的帮助来回报他。

因此，只有学会了付出并能将别人的付出铭记于心的人，才能体会

230

到生活的美好。因为生命的真诚在于学会付出，生活的轻松在于不计较回报。

珍惜付出，懂得感恩付出的人，才能得到命运的偏爱。暴殄天物，整日报怨的人，不会体会到幸福的真意。所以，我们要懂得付出，更要懂得珍惜别人在你身上的付出，不懂得付出的人，没有人愿意为你付出；不懂得珍惜别人为之付出的人，更没有人愿意为你付出。懂得惜福，能够知足的人，命运必会眷顾于你。

心存付出，懂得珍惜，你必将迎来属于自己的阳光灿烂的日子！

■ 付出是一根接力棒，只要握在手里，就永远不会失去手心里的温度。

有一个人在荒野中迷了路，还遇到了龙卷风。一些飞沙走石之后，他已完全失去了方向感。当饥渴难耐的他马上就要晕倒的时候，突然，他发现了一间破旧的小屋，进入屋子后，在一堆枯木的下面他意外地发现了一架抽水机。

他欣喜若狂地走上前去打算抽水，可是半天也没有抽出一滴水来。这个人绝望地坐在地上，准备等死，却发现抽水机旁有一个干净透亮的小瓶子，瓶子上贴着一张陈旧的纸条，纸条上写着："如果你想喝到水，就必须先将瓶子里的水全部倒入抽水机里，再将瓶子装满水！"他急忙打开瓶盖，果然瓶子真的装满了水。但是，他的心头开始了矛盾的挣扎，如果不顾一切地将瓶子里的水喝掉，他就一定不会被渴死了；但是如果像纸条上说的一样，把瓶子里的水全部倒进抽水机内，假如抽不上水来，自己就不会活着走出这个地方了……该怎么办？

最后，还是理智赢得了胜利，他决定将瓶子里的水全部灌入那架神秘的抽水机里，然后他迫不及待地开始抽水，水居然真被抽了上来！

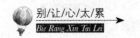

　　他喝足水后，又把瓶子里装满了水，盖好瓶盖，然后在原来那张纸条的下面，写上了他自己的感悟：将瓶子里的水倒入抽水机里，不要犹豫，在获取之前，要先学会付出。

　　人在旅途，谁都会有疲惫不堪饥渴难耐的时候，谁都会有突然迷失了方向的时候，没有谁一辈子都不需要别人的帮助。而我们在获得别人的帮助和付出之后应该做的，是要学会将更多的帮助传递给其他人，付出是一根接力棒，只要紧紧握在手里，就永远都不会失去手心里的温度。

　　一个能无私付出的人，他的人生是快乐而充满阳光的。他的内心不会精于算计、不会贪于获取，因为简单，他更容易发觉生活中细节的美好，只要别人给予他一丁点好，他都会知足、感恩。

　　当然，按照常理来说，我们付出，是为了得到回报，并最终使自己生活得快乐幸福。但快乐与幸福的意义，不在于是否能够获得回报，而在于享受付出的过程。因为，付出不只是一种精力的消耗，更是一种心灵的追求、创造、感悟、感动的过程，是一种体验快乐、体验幸福、体验自我的心理感受与境界。如果只把获取回报当作付出的唯一快乐，那么付出对于我们来说就不是真正的快乐。

　　其实，只要你付出你该付出的东西，尽力做好你能力范围之内的事情，无所谓什么回报不回报的，久而久之，你会发现，就算你已经不在乎有没有回报，身边的人已经不经意间将该给你的回报都给了你，这原本就是一件顺其自然的事情。

　　有句话说的好："有时付出与回报是不成正比的，并不是所有的付出都有回报，但不付出，就绝对没有回报。"

232